食のパラドックス

6週間で体がよみがえる食事法

THE PLANT PARADOX
The Hidden Dangers in "Healthy" Foods That Cause Disease and Weight Gain

医学博士
スティーブン・R・ガンドリー 著
ミシガン大学客員教授 院長 医学博士
白澤卓二 訳

SE
SHOEISHA

すべての患者の皆様へ

本書の内容はすべからく、あなた方から学んだか、
この旅を共にしてくれた御厚意の賜物です。
私の名が高まったなら、それはあなた方が
私を高みへと持ち上げてくれたためです。

『食のパラドックス』目次

本文中の（1）（2）（3）などの脚注は、翔泳社ホームページで閲覧・ダウンロードが可能。
https://www.shoeisha.co.jp/book/present/9784798154572

●本文中の（ ）は原注、〔 〕は訳注を示します。
●本書で紹介している治療法その他は、主治医の診断や処方にとって替わるものではありません。本書で書かれていることを実行する場合は、事前に主治医に相談することをお勧めします。著者、訳者、出版社のいずれもそれらを実施したことによる直接・間接的な結果に対しては、責任を負いかねますのでご了承ください。

毒／味方　食品リスト一例

毒　レクチンたっぷりの「食べてはいけない食品」

玄米、パン、パスタ、蕎麦、シリアル、ジャガイモ、砂糖、豆類全般（もやしのようなスプラウトもダメ）、豆腐、枝豆、ピーナツ、カシューナッツ（ナッツではない）、チアシード、トマト、ナス、キュウリ、カボチャ、メロン、トウモロコシ、ローカロリー飲料……など

味方　体がよろこぶ「食べて良い食品」

アボカド、ナッツ全般、栗、ココナッツ（ミルクやクリームもＯＫ）、オリーブ、ダークチョコレート、海藻類、キノコ類、アブラナ科の野菜類（ブロッコリー、白菜、キャベツなど）、オクラ、玉ねぎ、葉菜類、サツマイモ、サトイモ、こんにゃく、柿、味噌、キムチ……など

●詳しくは２４２ページ（食べてはいけない）、２３８ページ（食べて良い）のリストを参照。
●患者向け「集中ケアプログラム」の食品リストは、３１３〜３１８ページに掲載。
●すべての食品リストは翔泳社ホームページで閲覧・ダウンロードが可能。
https://www.shoeisha.co.jp/book/present/9784798154572

はじめに

Introduction

悪いのはあなたじゃない

これからの数ページで、食事法、健康、体重管理についての既成概念をそっくり覆すので覚悟してほしい。実は私自身も、数十年もそうしたウソを信じ切っていた。「健康的」な食事法を実践し（何せ心臓外科医なのだし）、ファストフードなんてほとんど食べず、低脂肪乳製品と全粒穀物を取っていた。ジムにも毎日通い、週に50km以上も走った。太り過ぎ、高血圧、片頭痛、関節炎、高脂血、インスリン抵抗性などを抱えながらも、健康対策は万全と思っていた（ちなみに現在はいずれとも縁が切れている）。だが心中の声はしつこく私を悩ませていた。「もし対策万全なら、どうしてこんな体調なんだい？」。

耳が痛いって？

この本を手に取ってくださった以上、あなたも何かがおかしいと気づいているはず。ただ、その「何か」がなんだかわからないだけだ。旺盛な食欲を抑えきれない人もいるだろうし、特定の食べ物に病みつきになっている人もいるだろう。ローカーボ（低炭水化物）、ローファット（低脂肪）、パレオダイエット（原始人食）、低グリセミック食（血糖値を急激に上げない食事）などのダイエット法は役に立たないか、長続きしなかった。あるいは当初は効いても、どうにか落とした体重はすぐに元通り……。ランニング、速歩、ウエイトトレーニング、エアロビクス、ヨガ、体幹トレーニング、スピニング〔自転車エクササイズ〕、高負荷インターバルトレーニング、その他のあなたが選んだどんなトレーニング法も、頑固な脂肪を削り落としてはくれなかった。

太り過ぎ（あるいは痩せ過ぎ）は深刻な問題だが、何より問題なのはおそらく、次のようなどうしても解決できない諸症状だろう。食品アレルギー、クレイビング（特定の食材への渇望）、消化不良、ブレインフォグ（頭がもやもやして思考力が衰えた状態）、だるさ、関節の痛み、朝のこわばり（起床時に身体がこわばっていること、関節リウマチの初期症状でもある）、大人のニキビ等々……。

ひょっとすると、1型／2型糖尿病、メタボリック症候群、甲状腺をはじめとするホルモン異常問題などの、自己免疫疾患の1つや2つを患っているかもしれない。あるいは喘息やアレルギーだろうか。そしてどうしてか、貧しい健康状態や余分な脂肪は身から出たさびだと思い込み、ただでさえ厄介な暮らしに罪悪感をつのらせているのではないだろうか。慰めになるかどうかはともかく、もしそうだとしたら、それはあなただけではない。

それもこれも、今すぐ変えることができる。「プラントパラドックス」にようこそ。まず、私に続いて唱えてほしい──「悪いのは私じゃない」。そう、あなたの健康問題は、あなたのせいではないのだ。

私にはあなたの苦しみを救うことができる。だがそのためには、健康的な暮らしについての既成概念がそっくり問い直されるものと思ってほしい。本書は、私たちの生活文化に組み込まれている過ちを正し、飲み込みにくい概念をもたらす。幸い本書は、あなたを病気にし、疲れさせ、活力を奪い、太り過ぎ（あるいは痩せ過ぎ）にし、ぼんやりさせ、痛みをもたらしているものの正体を明かす。そして活力や痩身を阻むものの正体を知り、厄介払いできれば、あなたの暮らしは変わる。

僭越ながら私は、大半の健康問題には共通の原因があることを発見した。それをあなたと分かち合いたい。それは綿密な研究に基づいており、そこには私が執筆し、厳密な査読を経て医学学術誌に掲載された論文も含まれているが、いまだかつて集大成されたことはない。健康の「専門家」らは私たちの持病の原因として、怠惰な暮らしぶり、ファストフード中毒、果糖だらけのコーンシロップで甘くした飲み物、環境中のさまざまな毒物をあげつらってきたが、悲しいかな、彼らは見当外れだ（これらは健康問題をもたらしてはいない！）。本当の原因はとても深く隠されているので、あなたがまったく気づかなかったのも無理はない。いささか先走ってしまったが、追い追い伝授しよう。

1960年代半ばから、肥満、糖尿病(1型/2型とも)、自己免疫疾患、喘息、アレルギー、鼻炎、関節炎、がん、心臓病、骨粗しょう症、パーキンソン病、認知症などが急増した。そして同時期に、私たちの食事やパーソナルケア製品が少しずつ変わってきたことは、決して偶然ではない。どうしてわずか数十年で社会全体の健康状態が悪化し、体重が増えたのか? 私はその最大の答えを見出した。それは、レクチンと総称されるタンパク質群から始まっている。

レクチンは初耳だろうが、グルテンなら聞き知っているだろう。グルテンは数千種類もあるレクチンの一種だ。レクチンはほぼあらゆる植物に含まれ、実際、牛肉、豚肉、鶏肉、魚など今日の米国の食事を構成する大半の食材に含まれている。レクチンはさまざまな働きをするが、植物が動物と戦う強力な武器である。植物は、ヒトが現れるはるか前から、飢えた昆虫からわが身と子孫を守る術を身につけていた。すなわち種などの部位にレクチンをはじめとする毒物を蓄えたのだ。

そして昆虫を殺傷するこうした毒物は、あなたの健康も密やかに衰えさせ、いつの間にか太らせていたのだ。本書を『ザ・プラント・パラドックス』(原題)と題したのは、多くの植物性食品は身体に良く、私の食事計画の基礎となるものである一方、その他の「健康食」とされる植物性食品が実は病気や肥満をもたらしているからだ。そう、多くの植物性食品は、あなたを病ませているのだ。パラドックスはもうひとつある。ある種の植物性食品は、少量なら身体に良いが、大量に食べると毒なのだ。

このことについては、じきに詳しく述べる。

あなたは人に、「今日はなんだか君らしくないね」と言われたことがないだろうか？　まもなく詳述するが、食べ慣れた食品のわずかな変化、料理法、ある種のパーソナルケア製品の利用のために、また健康増進のために飲む薬のせいで、あなたは確かにあなたではなくなっている。コンピュータ用語を借りて言うなら、「ハック」されているのだ。全身のすべての細胞、消化と代謝、細胞同士のコミュニケーションが変わってしまっている。

だが元通りにできるから、心配はいらない。身体を治し、健康的な体型を取り戻せるのだ。社会全体の健康増進のためには、まず一歩（実際には数歩）後退しなければならない。私たちは数千年前に最初の分かれ道で間違った方に歩みだし、それからも分かれ道のたびに道を誤ってきた（はっきりさせておくが、パレオダイエットなる原始人食を勧めているわけではまったくない）。本書は正しい道に戻るための地図であり、その手始めは私たちが主食にしているある種の食べ物に対する過剰な依存を正すことだ。

こう聞いて、何を言い出すのか、この人は本当に医師なのかと思っているかもしれない。私は正真正銘の医師である。ちょっと自己紹介しておくと、イェール大学を卒業し、ジョージア医科大学で医学博士号を取得し、それからミシガン大学の心臓冠動脈手術プログラムに参加した。その後、アメリカ国立衛生研究所で栄えある特別研究員の身分を得た。ロマリンダ大学医学部で、外科と小児科心臓胸部手術の教授を16年勤め、心臓胸部外科部門を率いた。そこでは、心臓病、がん、自己免疫疾患、糖尿病、肥満など、さまざまな健康問題を抱える膨大な数の患者を診た。その後、私はロマリンダを去る決心をして同僚らを驚かせた。

どうして伝統的な医学を実践して成功していた医師が、名門医療機関を去ったのか？　自らの健康を見直し、肥満体から痩身へと変化した時、私の中で何かが変わったからだ。外科手術ではなく、食事法で心臓病を治療できると悟ったのだ。この目標のために、私は国際心肺研究所と、その下部機関として回復医療センターを、カリフォルニア州パームスプリングスとサンタバーバラに設立した。そして処女作『Dr.Gundry's Diet Evolution: Turn Off the Genes That Are Killing You and Your Waistline（ガンドリー博士の食事革命：あなたとあなたのウエストを殺そうとしている遺伝子をオフにする）』（邦訳未刊）を上梓し、そこでは心臓病、糖尿病、肥満などを患う患者たちが私の食事計画を通じて経験した変化を記した。それは私の臨床法と無数の読者の暮らしに革命をもたらすものだった。それはさらに、本書の著述へと続く道を私に歩ませた。

私は外科医であると同時に医学研究者でもあり、心臓手術中に心臓を守るために使われるさまざまな道具を考案した。かつて同僚レオナード・ベイリーと共に、世界で最も多くの乳幼児心臓移植手術を執刀した。医療機器関連の特許をいくつも持ち、移植免疫学と異種移植についての多数の論文や著作をものした。異種移植と言うと舌でも噛みそうだが、つまりは免疫系を制御して異なる種同士で臓器を移植する術のことである。この仕事ではブタからヒヒへの心臓移植手術をして最も長い間生かした世界記録も持っている。そう、私は免疫系を制御する術を知り、免疫異常の治療法も身につけている。

多くの物書きやいわゆる健康専門家と違い、この分野のにわか研究者でもない。イェール大学四年生の時には、年によって食料が手に入る時期が違っていたことが大型類人猿からヒトへの進化を促したことについて論文を書いた。心臓外科医として、心臓学者として、免疫学者として、免疫系が何を味方とみなし何を敵とみなすのかに関わり続けてきた。こうした経験のおかげで、私はあなたの健康と体重の問題に対する解決法を見出せる独自の立場にいる。本書ではそれをお伝えしたい。

健康の探求法が進化するにつれて、私は自ら考案した食事法を実践した患者たちが動脈疾患、高血圧、糖尿病（あるいはそれらの合併症）を好転させ、関節炎が見る間に収まり、胸やけが治る様子を目撃した。さらに患者たちは、気分が晴れた、頑固で慢性的な胃腸の問題も和らいだと言った。太り過ぎがすんなりと解消に向かい、食べ物への渇望感も癒えた。個々の患者ごとに工夫し綿密に管理された実験の結果を精査してみると、驚くべきいくつかのパターンが見出せた。それを機に当初の食事プログラムに改良を加えていった。

こうした結果には報われたが、患者たちの劇的な回復を見ているだけでは気が済まず、その理由を知りたいと思った。彼らの病気と肥満の原因を変えたものは何か？　全患者に配った「良い食品」「悪い食品」のリストの何が彼らの健康を回復させたのか？　何よりも、悪い食品のどこが問題だったのか？　食事法以外の要因は関係ないのか？

患者らの来歴、健康状態、専門の研究室での検査、血管の柔軟性などを綿密に調べたあげく、私は確信した。彼らの大半（そしておそらくはあなたも）は、身体が備えている自然な自己治癒能力を阻害する「かく乱要因」のために、文字通り自分と戦っていたのだ。こうしたかく乱要因には、さまざまな物事が含まれていた。家畜のえさの変化、全粒穀物やレンズ豆その他の豆類など健康的とみなされている食材、ラウンドアップのような除草剤をはじめとするさまざまな化成品、各種の抗生物質などだ。加えて、制酸剤（胃散）、アスピリン、その他の非ステロイド性抗炎症薬（ＮＳＡＩＤｓ）が腸の環境を劇的に変えていることもわかった。

過去15年を通じて、私は自らの発見を、アメリカ心臓学会のような一流の医学学会で発表し、査読される医学学術誌に寄稿し、その間も自らのプログラムを改良した。[1]　こうした仕事の結果、私はヒト微生物叢（あなたの体内や体表に巣くう細菌などの生物）の専門家として認められるようになった。

私が考案したプラントパラドックスプログラムは、野菜、限定量の良質なタンパク源、ある種の果物（ただし旬のものだけ）、木になるナッツ類、ある種の乳製品と油類から構成されている。同様に重要なのは、少なくとも当初は除外する食品だ。すなわち穀物とそれから作られた穀粉、雑穀、レンズ豆その他の豆類（あらゆる大豆製品も含む）、果菜（野菜扱いされている果物）例えばトマトやペッパーの類、精製油などだ。

今すぐにこのプログラムを始めたいと思っているかもしれないが、私の患者たちは、先に健康問題の原因を理解した方がはるかに良い結果を得ている。だから「解決法」を急ぐ前に、パートIをこれらのえてして衝撃的で驚異的な問題の根本原因をめぐる物語の説明に充てたい。それが過去数十年、大半の人々にどんな影響を及ぼしてきたのかの説明でもある。パートIIでは、3日間クレンズ（浄化期間）の始め方から伝授する。次に、傷んだ腸の回復法と微生物叢を育むための栄養などについて学ぶ。それにはレジスタントスターチ（難消化性でんぷん）と呼ばれるサツマイモなどの食物群も含まれ、幸いにもこれは満腹感をもたらしてダイエットにもつながる。ひとたび健康状態を安定させたら、プログラムの第3段階に移る。それはあなたの長寿の青写真だ。このプログラムには定期的で軽い絶食も含まれ、それがあなたの腸に日々の消化という激務からのひと時の休息を与える。同時にそれは、脳内でエネルギーを生み出しているミトコンドリアと細胞にも、待望の休息をもたらす。深刻な健康問題を抱える読者のためには、集中ケアプログラムの章も用意した。パートⅢでは、プログラムの3段階のすべてにわたるミールプランを提供する。それらは、あなたをかつて太らせ、病気にし、痛みをもたらしていた問題の多い食べ物を忘れさせるものになるだろう。

食習慣の変更はこのプログラムの中心だが、他にも、ある種の市販薬やパーソナルケア製品の使用をやめることなど、いくつかの変化を提唱する。プログラムをやり遂げれば、すべてではなくともあらかたの健康問題を克服し、健康的な体型を手に入れ、かつての活力を取り戻し、ほがらかになれると約束できる。食と生活の新たなアプローチの効果をひとたび経験したら――私の患者たちはものの数日で気が晴れて体重が減り始めた――身体（と腸内細菌叢）にどんな食物を与えるかがどれほど大きな変化をもたらすかを実感するだろう。さらなる利点もある。長く健康的な暮らしを阻む消化不良問題も解決できるのだ。

さあ、ページをめくって。一緒にあなたの人生を変えていこうではないか。

PART I

食のジレンマ

1

The War Between Plants and Animals

第1章 動物と植物の戦争

章の表題にたじろがないで。別に植物学の教科書を押し付けるつもりも、『アバター』の撮影セットに落下傘降下しろとも言わないから。本書は、しなやかで活力に満ちた健康な身体と、長寿の基盤を手に入れる方法を学ぶ手助けをする。もし植物のあり様がどうして自分に影響しかねないのか、さらには植物に本当に意思があるのかと首を傾げているのなら、過去4億年を見わたす旅の心構えをしてほしい。この旅を通じて、薬物、果物、穀物、その他の野菜などが、進んで食卓に上ろうとしているわけではないとわかるだろう。彼らには彼らなりの、私たちのような捕食者から身を守る高度な術がある。有毒な化学物質を使うこともその一部だ。

だが、まずひとつはっきりさせておきたい。健康には、ある種の植物を摂取することが欠かせないことに疑問の余地はない。しかしそこにはパラドックス（二律背反）が潜んでいる。植物は人間に力を与え、数百種類ものビタミン、ミネラル、抗酸化物質、その他の栄養素をもたらし、それらは生きることばかりか、元気に暮らすために欠かせない。これまでの15年間に、私の1万人以上の患者たちがプラントパラドックスプログラムを実践して体重を減らし、さらにはさまざまな病気を治してきた。また、消化不良のため体重が維持できなかった人々も健康的な体重を回復・維持できるようになった。パレオ食その他の低炭水化物食、果てはケトン食など——いずれも大量の肉摂取に重点を置く食事法だ——と違い、このプログラムではおおむねある種の植物性の食べ物に少量の天然魚介類、たまに放牧牛を食べる。ヴィーガン（絶対菜食主義者）やベジタリアン向けのバリエーションもある。

さて、まずは認識を改めてもらうためにショック宣言を。食事メニューから果物を減らせば減らすほど、患者は健康になったし、コレステロールや腎臓の働きを示すマーカーの値は改善した。種の多い野菜、例えばキュウリやカボチャをメニューから外すほど、体重が減り、コレステロール値が改善したのだ（ところで一般的に野菜扱いされている例えばトマト、キュウリ、カボチャ、またサヤエンドウなども植物学的には果物である）。さらに甲殻類や貝、そして卵の黄身を食べるほど、コレステロール値は改善した。そう、甲殻類や貝、卵の黄身を食べることは、劇的に総コレステロール値を好転させるのだ。(1) 序章で述べた通り、これまで信じ込んでいたことはすべて忘れてほしい。

すべては生き残りのために

生きとし生けるものは生存本能を持ち、遺伝子を将来世代に受け渡している。私たちは食べ物になってくれる植物を味方だと思っているが、植物は人間を含めたすべての捕食者を敵とみなしている。だが敵にも使いどころはあるものだ。そこに私たち植物捕食者のジレンマがある。食べ物自体が、自分と自分の子孫を捕食者から守るための独自の方法を持っているのだ。その結果が、今なお続く動物王国と植物王国の戦争だ。

命を支えてくれる当の野菜や果物が、同時に有害な物質をも宿している。私たちはこのパラドックスから数千年も目をそらしてきた。グルテンは、一部の人に問題を引き起こす植物成分の一例で、それは昨今のグルテンフリー騒動が強調する通りだ。だがグルテンはレクチンと総称されるタンパク質の1つで、プラントパラドックスの一端に過ぎない。あなたにもじきに、グルテン退治など骨折り損だとわかるだろう。本書後半では、もっと幅広いレクチンの世界を紹介する。

本書が説くプラントパラドックスプログラムは、植物が時に人間を傷つける仕組みについて、より幅広く、精妙で、包括的な視野をもたらす。さらにレクチン（およびその他の植物の自己防衛化学物質）と肥満や病気との関係も明かす。人間などの植物捕食者は植物を食べたいと思っているが、植物の方はもちろん食べられたくないわけで、私たちにそれを責める資格はない。生き物の常として、彼らの本能は、種の保存、次世代の繁殖にあるのだ。この目的のため、植物は自らと子孫を捕食者から守ろうとし、賢く大胆な方法を編み出した。言っておくが、私は別に菜食反対ではない。食事でも共にすれば、私の熱心な菜食ぶりがわかるだろう。その上で言うと、私はあなたを広大な植物園に案内し、どの植物が味方でどの植物が敵なのか、どの植物は飼いならせるのかをお伝えする。飼いならすためにはある種の料理法が必要だったり、旬の時だけに食べるのが良い場合もある。

獲物と捕食者の命がけの争いを通じて、ガゼルの成獣はしばしば飢えたライオンよりも速く走り、スカンクはキツネに有毒ガスをスプレーして目くらましをする。必ずしも獲物が不利とは限らないのだ。だが獲物が植物ならなす術はない……と思ったら大間違いだ。

植物が地上に進出したのはおよそ4億5000万年前のこと。[2]昆虫が現れる9000年も前だ。こうした捕食者が生まれるまで、植物にとって地上はまさにエデンの園だったに違いない。走り、隠れ、戦う必要もなかった。平和に成長し、茂り、次世代になる種も心置きなく作ることができた。だが昆虫と他の動物（やがては私たちの祖先の霊長類）が現れると、戦争が勃発した。こうした新参者は、植物のおいしい葉や種を食べ物とみなした。植物にとっては食べられたくないのはやまやまだったろうが、動物は翼や足があるため、動けない植物よりも有利なのは間違いない。

だがそれも長くは続かなかった。植物は、ヒトを含む大小さまざまな動物からわが身を、少なくとも種を守るためのさまざまな防衛戦略を進化させたからだ。例えば保護色や不快な質感を帯びたり、樹脂や樹液で動物を絡めとったり、砂や土の塊で防護壁を作ったり、[3]ココナッツのように外皮を固くしたり、アーティチョークのように葉先をとがらせて食べられにくくするなどだ。

もっとはるかに精妙な防護戦術もある。植物は偉大な化学者で錬金術者でもある。なにしろ太陽光線から物質を合成できるのだから！　捕食者を追い払うために、麻痺させたり感覚を失わせたりする生物兵器を用いるように進化した。また自らの消化性を悪くして生き残ったり種を守ろうとし、種の保存の可能性を高めた。これら物理的、化学的な防御術はどれも捕食者を遠ざけておく上でとても効果的だったので、時には動物を従えるようにさえなった。

当初の捕食者が昆虫だったため、植物は哀れな昆虫たちを麻痺させる物質レクチンを作り出すようになった。昆虫と哺乳類では身体の大きさが桁違いだが、レクチンは同じような効果を及ぼす（神経障害を患っている人はよく読んでほしい！）。たいていの人は植物性化合物を摂取しても即座に麻痺するわけではないが、中には1粒のピーナッツ（に含まれるレクチン）で命を奪われかねない人もいる。そして誰もがある種の植物性化合物を摂取することの長期的な影響は免れない。私たち哺乳類は膨大な数の細胞から成り立っているので、そうした化合物が及ぼす損失に数年間も気づかないこともあるし、今も気づいていないだけなのかもしれない。

私はこの関係を、多くの患者たちから学んだ。彼らはこうした有害な植物性化合物にすぐさま、それも驚くべき反応を示した。だから私は彼らを「カナリア」と呼んでいる。かつて炭鉱夫は坑道にカナリアを伴った。有害な一酸化炭素やメタンに特に敏感だからだ。カナリアが鳴いているうちは安心だが、鳴き声がやんだら緊急撤収の知らせだった。「カナリア」患者たちは、平均的な人よりもある種のレクチンに敏感で、それは実際、いち早く救いを求めるという点で強みとなる。彼らについては、本書の「サクセスストーリー」で紹介する（少数の例外はあるが、プライバシーの保護のために仮名にしてある）。

SUCCESS STORY

歌声を取り戻した「カナリア」

ポール・Gは32歳のコンピュータ・プログラマーで、かつては活発にアウトドアを楽しんでいた。彼は体位性頻脈症候群（POTS）という急激に血圧が下がる病気を患い、ほぼあらゆるものにアレルギー反応を示して、しょっちゅうじん麻疹になっていた。自宅を離れたり両親の家を訪れると、きまって強いアレルギー反応が起きた。コルチゾール値の高さと炎症反応の程度は危険水準に達していた。プラントパラドックスプログラムを始めて10カ月すると、POTSは寛解《かんかい》し、コルチゾール値や炎症マーカー値も正常化した。今では薬も飲んでいないし、キャンプなどの屋外活動を楽しんでいる。体重も回復し、両親の元をはじめさまざまな場所をアレルギー反応なしに訪ねられるようになった。

植物は狡猾な支配者

ここで植物学のお勉強をひとくさり。種は植物の「赤ちゃん」であり、それが彼らの次世代になる（別に変にセンチメンタルになっているわけではなく、植物学者をはじめ科学者たちが種を赤ちゃんと呼ぶのは普通のことだ）。世の中は植物の赤ちゃんたちにとって過酷な環境であり、だから実際に根を下ろす分よりはるかに多くの種が作られる。種は2種類に大別される。ひとつは捕食者に食べてもらいたい種で、堅い殻に収まって捕食者の消化器官を通り抜ける。時には、桃のように大きい種は実だけ食べられて放置されることもあっただろうが。もうひとつはこうした保護的な殻を持たない「裸の赤ちゃん」だ。これらは食べられたくない種である。

果物の種は外皮に包まれており、前者に当たる。母木は果実が落ちる前に実を動物に食べてもらいたがっている。動物に種を遠くに運んでもらい、赤ちゃんと太陽光線、水分、栄養素などを競争せずに済むようにしたいからだ。これは種の保存の可能性を高めると同時に、生存領域を広げる。動物の体内で消化されずに残った種は、どこかですっきり排泄され、芽生えの可能性を高めるのだ。

保護外皮のおかげで、こうした植物にとっては種に化学的防衛戦略を施す必要がないばかりかその真逆である！ 植物は捕食者に赤ちゃんを食べてもらうためにあの手この手で気を引こうとする。そのひとつは色だ（すなわちこうした果物を食べる動物には色覚がある）[4]。種の保護外皮ができるまでに食べられては困るので、未熟な果実を色（通常は緑色）で知らせるのだ。それが通じない場合に備え、未熟果実の毒性を高めて時期尚早であることの念押しもする。昨今は青いまま熟す品種も出回るようになったが、私が若かったころは青いリンゴを食べると腹を壊していたのはそのためだ。

では捕食のちょうどいい時とはいつか？ またもや植物は、外皮が十分に堅くなり糖分が最も高まった完熟期を色で捕食者に知らせる。驚くべきことに、植物は実の糖分として、グルコース（ブドウ糖）ではなくフルクトース（果糖）を選択した。グルコースはヒトを含む霊長類のインスリン（飢餓感を阻害するホルモン）濃度を上げるが、フルクトースにはそうした働きはない。そのため捕食者は満腹感を得られず、果物を食べ続ける（大型類人猿が太るのは果物が実っている時期だけである！）。これで捕食者と植物はウィン・ウィンの関係になる。捕食動物はより多くのカロリーを得られ、植物にとっては、種が実ごとどんどん食べられるので赤ちゃんをまき散らせる可能性が高まるからだ。

もちろんこれは、狩猟採集民や近縁の霊長類には必須だったが、もはや熟果がもたらす余剰なカロリーを今なお必要としていない現代人にとってはまったくウィン・ウィンではない。そうしたカロリーを必要としていたとしても、ほんの数十年前まで、たいていの果物は年に一時期しか出回らなかった。次に詳述するが、現代のように果物が年中手に入ることが病気や肥満を招いているのだ。

時期が大切……でも見かけにはご用心

要するに植物は実の収穫時期を、つまり種が成熟し、堅い外皮が完成して捕食動物の消化器官を無事に通り抜けられるようになったことを、色で知らせる。この場合、青（緑）は「止まれ」、赤（オレンジや黄色も含む）が「進め」だ。赤、オレンジ、黄色は脳に甘さと好ましさのシグナルを送り、食品マーケターは昔からこれを販促に利用している。今度スーパーのスナック売り場に行ったら、パッケージやPOPなどがこれらの色で占められていることに注目してほしい。

植物は長い間私たちに、赤、オレンジ、黄色は成熟の印と教え込んだ。だが今日の北米で12月に果物を買うと、それはおそらくチリその他の南半球で栽培されたもので、未熟なうちに収穫され、目的

生物学的戦争

外皮に包まれていない裸の種の場合、植物は独創的な戦略を取る。こうした葉、ツル植物その他の草原地帯に生えている植物は、すでに肥沃な成育場所を選択済みだ。彼らは赤ちゃん（種）をその場で生み落とし、その場で生えてほしいと思っている。こうすれば、冬になって

地に着いてから酸化エチレンを吹き付けられたものだ。酸化エチレン噴射のおかげで果物は熟れて食べごろに見えるが、レクチン濃度は高い。種の保護外皮は完成していないので、母木は果実にレクチン濃度を下げるように指示していないからだ。繰り返すが、果物が自然に熟す場合には、母木は果物中の種の周囲や皮のレクチン濃度を下げ、これを色で知らせるのだ。

パートⅡでは地元で栽培された果物を旬の時期だけ食べるように勧めるが、これがその理由の1つだ。欧州で売られている季節外れの果物の大半は、イスラエルか北アフリカ産である。数日もかけて長距離輸送する必要はないので、熟してから収穫され、追熟処理はされていないかもしれない。自然に熟したレクチン濃度の低い果物を食べていることが、欧州人が総じて米国人よりも健康的で痩せていることの理由の一端なのかもしれない。

親世代が枯れ死んでも、赤ちゃんは次のシーズンになると芽生え、前世代を継げるからだ。果物の種のようによその場所に運ばれていくことにメリットはない。だから植物は、昆虫その他の動物に赤ちゃんを食べられて運ばれることを防ごうとする。堅い殻の代わりに、1種類もしくは複数種類の毒を生成して捕食者を弱らせ、麻痺させ、病気にし、二度と食べまいと懲りさせるのだ。こうした物質のひとつがフィチン塩酸だ。これは食品に含まれるアンチニュートリエントと呼ばれるミネラル吸収阻害物質の代表格。他にトリプシン阻害物質もあり、これは消化酵素の働きを阻んで捕食者を殺傷するもの。そしてレクチンだ。これはさまざまな攻撃をするが、そのひとつは腸壁バリアを傷つけてリーキーガットと呼ばれる状態にし、細胞間の情報伝達を阻害することである。実際、全粒穀物はこれら3つの防衛化合物をすべて、繊維質の外皮、殻、ふすま（穀物を精白した際に出る果皮や種皮など。ブラン）に有している（第2章で詳述するが、これは全粒穀物礼賛が大間違いである理由の1つに過ぎない）。

他に捕食を思いとどまらせる防衛物質にタンニンがある。これは苦みのもとで、ナス科の植物の茎や葉に含まれる。料理でよく使うナス科の植物たち、例えばトマト、ナス、ペッパーなどが、炎症を強く引き起こすことはご存じかもしれない。クコの実を含むナス科の植物、さらに穀物、豆類などマメ科の植物については、後でまた触れる。

植物が考える？

植物が私たちを攻撃する悪だくみをしているだって？　捕食を思いとどまらせるために化学物質を調合している？　成育環境を広げるために動物に種を運ばせているだって？　そんな戦略を立てているとしたら、植物には意思とおそらく学習能力もあることになるじゃないか、まさかそんな……だって？　確かに、植物には私たちが考えるような思考能力はない。だがどんな生物も生存と生殖を願っている。進化戦略の点では、「単純」な植物も、ヒトのような複雑な「スーパー」生物も、たとえ偶然であれ生成した物質が子孫繁栄に役立つのなら有利になる。植物にとっては、捕食者に二の足を踏ませるような化合物は有利と言える。

植物は捕食を知覚していることをご存じだろうか？　最近の研究で判明したのだが、彼らは従順に餌食になるわけではない。それどころか捕食動物に抗おうとしているのだ。[5]　研究の対象はキャベツの仲間（アブラナ科）であるシロイヌナズナ。シロイヌナズナはゲノム解析された初めての植物で、だから他の植物よりもその内部の働きについて理解が進んでいる。植物が捕食されることを自覚しているのかどうかを調べるために、研究者らはまず毛虫が葉の上をはっている時の振動を再現した。他に、例えば風に吹かれている時など、別の状況の振動を与えた場合についても記録した。驚いたことに、ナズナは毛虫が葉を食べている時に似せた振動を感知すると、弱毒性のからし油の生成量を増やして食べられないよう葉へと送り込んだ。しかし風などを模した他の振動では、こうした反応は見られなかった。

他の実験では、感覚植物のオジギソウを用いた。これはその名の通り、振動や接触を感知すると捕食その他の妨害を受けないように葉を閉じる植物である。実際、この葉を閉じる反応は、妨害の少ない場所で育った場合よりも多い場所で育った場合の方が著しくなる。(6) なんと植物は考えているのであり、はるか昔からそんな能力を身につけているのだ。

植物は、人間や他の動物と同様に概日リズム（約24時間周期で変動する生理現象。一般的に体内時計と言われているもの）にも反応する。(7) ある研究では、植物にいわゆる「時計遺伝子」があり、捕食動物が活動する時間帯にあわせて殺虫剤を生成していることを突き止めた。そして時計遺伝子を取り除くと、その能力は失われた。(8)

最後に、本書で初めて目にするであろう植物性化合物レクチンの話をしておこう。レシチン（動植物が大量に含むリン脂質）でもレプチン（前述の食欲抑制ホルモン）でもなくレクチンだ。虫が葉を一方から食べ始めると、それ以上食べられないようにと、葉の反対側ではすぐさまレクチン濃度が倍増する。(9) じきに述べるが、レクチンの生成は植物が用いる自己保存戦略であり、また私たちを傷つける有害物質中でも、中心的な役割を担っている。

敵を食べると……

レクチンとはいったい何か？　例外はあるが、おおむね大きなタンパク質の総称で、動植物の体内に見られ、今なお続く動物との戦いに植物が用いる中核兵器である。レクチンが発見されたのは1884年、さまざまな血液型を研究していた際のことだった。今のところ、あなたが知っているのはある有名な、あるいは悪名高いレクチン――グルテンだけだろう。だがレクチンには他にもたくさんの種類があり、じきに最も重要な種類を紹介する（例えば94％の人はピーナッツのレクチンに抗体を持っている）。

ではレクチンは、いったいどのように植物を防衛しているのか？　たいていの植物の種、皮、外皮、葉などに含まれるレクチンは、捕食動物の体内で精密誘導ミサイルよろしく炭水化物、特に多糖類と呼ばれる糖分子を狙って結合する。この働きは、菌類、昆虫、その他の動物など、他の生物の細胞の表面で特に著しい。レクチンはシアル酸とも結合する。シアル酸は動物の腸、脳、神経末端の間、関節、あらゆる体液、血管壁などに含まれる糖分子だ。レクチンが「粘っこいタンパク質」とも呼ばれるのはこの結合性のためで、それによって細胞間の連絡を阻害したり、炎症などの有害な反応を引き起こす。(10)　例えばレクチンがシアル酸に結合すると、神経間の連絡が阻まれる。これがブレインフォグ（頭がもやもやして思考が萎えた状態）の原因だ。レクチンはウイルスや細菌が寄生主（宿主）に取りつく手助けもする。信じ難いことに、レクチン感受性が高い人は人一倍ウイルス感染や細菌感染に弱い。病気をしがちな人は、この点にも気を配ってほしい。

レクチンは健康問題を引き起こしかねないことに加え、体重増加も促す。高緯度の地域で小麦が主な穀物となったのは、それに含まれる小麦胚芽凝集素（ＷＧＡ）と呼ばれる小さなレクチンのおかげで、これは体重増加を強く促す。小麦は、食料が不足しがちだった祖先たちが体重を増やし、維持するのに役立った。当時「小麦腹」は素晴らしいことだったのだ！　そして現代の小麦にもＷＧＡはちゃんと含まれており、体重増加を促している。後続の章では、こうした問題をさらに掘り下げる。

植物は自分の種を捕食者から守るためには手段を選ばず、葉をいけにえにすることも辞さない。レクチンはもともと捕食動物を殺すか、少なくとも体調不良にするためのもの。弱った動物は、よりひ弱になるからだ。そんな経験をした動物は、もうそうした植物やその種を食べようとはしなくなり、他の獲物を探しに行くので、その植物とその赤ちゃんは生き残る。またしてもデタント戦略によるウィン・ウィンだ。

古代の人間は、レクチンを処理するさまざまな方法を発展させた。残念ながら、現代人はそれほど賢くない。むしろ身体に合わない食品を食べると何かを発明してしのごうとする。例えば胃散（制酸剤）や鎮痛剤などを発明し、有害で苦しみをもたらすようなものを食べ続けるのだ。

制酸剤と言えば、私たちはそれを飲んで身体に悪いものを食べ続けるばかりか、家畜にも投与している。牛は決して自然にトウモロコシや大豆を食べようとしない。もともとは牧草などの飼い葉を食べる生き物なのだ。大豆もトウモロコシも牛が不慣れなレクチンをたっぷりと含み、ひどい胸やけや飲み込む時に痛みをもたらすので、牛は食べるのをやめてしまう。だがトウモロコシや大豆に含まれるレクチンは、草よりもずっと効率よく牛を太らせ、霜降りにする（第5章では、あなたにもそうしているトウモロコシや大豆を含む加工食品について扱う）。そこで酪農家は、肥育のためにこうした飼料を食べ続けさせようと、胃薬に含まれる成分の炭酸カルシウムをえさに配合する。[11] 実際、世界中で生産される炭酸カルシウムの半分は牛の胸やけ止めに使われており、牛は不自然なトウモロコシや大豆を食べさせられている。

食べ物が人を作る

豆類、小麦などの穀物、その他の植物に含まれるレクチンは、人間にとってとりわけ問題が多い。第一に、人間はまだレクチンに免疫学的寛容（耐性）を得るまで進化していない。また人間の体内細菌叢もまだ、レクチンを十分に分解できるようになってはいない。その結果がさまざまな健康問題で、胃痛はその氷山の一角に過ぎない（もしレクチンに由来する潜在的諸問題を手っ取り早く知りたければ、88ページの一覧を見てほしい）。だがレクチンは植物だけではなく、動物性食品にも含まれている。牛などの動物がレクチンたっぷりの豆やトウモロコシを食べると、レクチンは乳や肉に移る。同じことは、レクチンの豊富なえさで育った鶏やその卵にも言える。やはり大豆やトウモロコシ由来のえさで育った養殖魚も同じ。私自身、多くの「カナリア」患者たちがこうした食品を除外した食事法で健康を回復するのを目の当たりにしていなければ、このことをとても信じられなかっただろう。

私がこの点に目を向けたきっかけは、1980年代半ばのある個人的な出来事だった。当時私は、グレート・オーマンド・ストリートの名門小児病院で心臓外科の特別研究員に就任するため、妻と2人の幼い娘を連れてロンドンへと引っ越した。当時のイギリスの鶏は、主にフィッシュミール（魚粉）を給餌されていた。娘たちが大好きな米国料理フライドチキンを恋しがったので、仕方なく街で一軒だけのKFCに連れて行った。子供たちはフライドチキンを一口食べるなり、これはチキンじゃない、魚だと言った。それはチキンだよと一生懸命説き伏せたが、ある意味では子供たちが正しかった。魚を食べて育った鶏なので、それは実際、魚だった。

ことわざ通り「食は人なり」、食べ物が人を作るのだ。したがってあなたは、あなたが食べているものが食べてきたもので作られているのである。有機栽培の野菜や放牧された家畜製品を食べているなら、その栄養は、土や、その家畜が食べた草および動物に由来しており、それがあなたの全細胞へと受け渡される。自分が食べているものがどのように育てられたかを知ることは、単なるライフスタイルの選択ではない、自分の健康に直接的に関わるのだ。

今では有機栽培の野菜や果物は、一般的な栽培法によるものよりビタミンやミネラルがはるかに多いことの確証が得られており、[12] さらに重要なことにポリフェノールもより多い（この有益な植物性化合物は茶、コーヒー、果物、ベリー類や一部の野菜に含まれている）。放牧された家畜にも同じことが言える。だが何を食べているか（あるいはあなたの食べ物が何を食べてきたか）をめぐる問題はこれにとどまらない。穀物や大豆に含まれるレクチンは、一般的な飼育法による家畜の肉、乳、卵にも含まれ、それはあなたの腸に入ってからも悪さをし続けるのだ。

有機飼育家畜や放し飼い家畜でさえ、やはりトウモロコシや大豆——たとえそれが有機栽培であっても——の飼料を与えられているため、レクチンを含んでいる（ところで生涯ずっと屋内で飼育された家畜でも、納屋の扉を1日に5分以上開けておきさえすれば、放し飼いと称して連邦法では完全に合法である。すし詰めに集団飼育されている鶏が鶏舎の扉から出ることがなくても関係ないのだ）。夏には牧場で草を食《は》み冬には干し草を食べて育った牛から作ったハンバーガー（あるいは牛乳やチーズ）

と、厩舎でレクチンたっぷりのトウモロコシや大豆を食べて育った牛から作ったハンバーガーとでは、大変な違いがある。[13] 第一に、オメガ3脂肪酸とオメガ6脂肪酸の割合が違う。いくつか例外はあるが、オメガ6脂肪酸は炎症を引き起こすが、オメガ3脂肪酸はそうではない。トウモロコシや大豆は主にオメガ6脂肪酸を含むが、草はオメガ3脂肪酸を多く含む。それだけではない。こうしたトウモロコシや大豆は、同じカロリーの草に比べても、牛をずっと太らせるのだ。[14] 体重増加について考える際には、このことを念頭に置いてほしい。さらに問題を複雑にするのは、米国では、ほぼすべてのトウモロコシや大豆は遺伝子組み換え（GMO）されているということだ。GMO食物の消費をめぐる問題については、第4章で掘り下げる。

SUCCESS STORY

チキンをやめたら……

ロサンゼルス在住の50歳のイボンヌ・Kは、重度の全身性エリテマトーデス（膠原病のひとつで比較的患者数が多い）を患い、関節痛、倦怠感、発疹などに苦しんでいた。免疫抑制薬を飲み、瞑想をしても効果はなかった。友人に勧められて私の診断を受けた彼女は、プラントパラドックスプログラムを始めることになった。関節痛、倦怠感、発疹はひと月で改善した。免疫抑制薬もやめ、経過は良好。4カ月後に私の診療を受けたイボンヌは、結果に有頂天だった。だが瞼にわずかな湿疹が残っていたのが玉に瑕だった。彼女は、悪い食品は慎重に避け、良い食品・悪い食品のリストを順守していると言う。良い食品リストを見ながら、チキンは食べていますかと聞くと、放し飼いの有機飼育鶏だけを選んでいます、という答えが返ってきた。そこで湿疹の原因にひらめいた。彼女は鶏が食べているトウモロコシや大豆を間接的に食べていたのだ。すぐさま食事からチキンを除外すると、2週間のうちに彼女の湿疹は消失した。3年後の今、湿疹もチキンも姿を消したままである。

防衛装備

では動物と植物の間の戦いで、人間の戦いぶりはどうか？　私たちはレクチンなどの植物性化合物に、手をこまねいて苦しむだけなのだろうか？　とんでもない。レクチンが有害で炎症性で体内の連絡機構を混乱させる一方で、ヒトを含むすべての動物もまた、レクチンを無害化するか、あるいは少なくともその働きを弱める4段階の防衛システムを発達させている。

1　第一防衛線は鼻の粘液や唾液で、まとめてムコ多糖類と呼ばれる。これはレクチンを捕まえるために存在するものだ。レクチンは糖に結びつきやすいと前述した。今度スパイシーなものを食べた後で鼻水が出たら、レクチンのせいだなと思ってほしい。大量に分泌された粘液はレクチンを捕らえるのみならず、食べ物が食道を下りていく際の保護膜にもなる。

2 第二防衛線は胃酸だ。すべてではないが、レクチンの多くを分解する。

3 第三防衛線は口内や腸にいる細菌（細菌叢の一部）である。彼らはレクチンが腸壁に取りつく前に効率よく消化するよう進化している。特定のレクチンを長い間食べているほど、それを無害化する体内細菌を作り出していることになる。[15] だから完全なグルテンフリー食にしてしまうと、グルテンを食べてくれる細菌も死に絶えてしまう。するとグルテン食を再開したり、また知らずにグルテンを含むものを食べると消化ができず、苦しむ羽目になる。

4 第四の最終防衛線は、消化管の細胞で作られるさまざまな粘液だ。鼻、口、のどの粘液と同じく、この粘液は肛門までずっと、保護膜として働いている。これら各種の粘液は、消化管のそこここで植物性化合物を糖と結合させて捕らえレクチンを吸収する。『スター・ウォーズ』や『スター・トレック』のファンなら、フォースシールドだと思えばよい。

これらは全体として、とても効率の良い防衛システムを構築している。とはいえレクチンをたくさん摂取するほど抗戦する糖分子が消費され、やがてレクチンは、本丸である腸を保護する生細胞に侵入する。風雲急を告げるの図だ。

もちろんあなたには他にも大事な対レクチン兵器がある。頭脳だ。ある種の食品が問題だとわかれば、それを食べるのをやめるか、減らすか、あるいは祖先が大昔に編み出した下ごしらえで毒抜きをすればよい（これについてはいずれ詳述する）。さらに胃液の分泌を抑制する制酸剤の服用や完全なグルテンフリー食をやめるべき（ただしセリアック病〈小児脂肪便症〉の診断を受けている人は別）理由も後述する。ひとたび自分の腸やそこに巣くう細菌叢の働きを理解すれば、より良い対処法がわかるようになる。

さて、これで人間の防衛戦略がわかっただろう。そしてパートⅡでは個々の防衛戦略を強化する方法を詳述するが、まずは、攻撃側のレクチンの顔ぶれをより深く見てみよう。あなたの手強い防衛線を植物は3段階の攻撃戦略で破ろうとし、あちこちの前線で苦痛をもたらす。

レクチン攻撃戦略①　腸壁を突破せよ

レクチンの第一使命は、腸管を覆っている粘膜細胞の間のタイトジャンクション（密着結合）をこじ開けることだ。意外かもしれないが、腸管の表面積はテニスコート1枚分もあるのに、表面の粘膜はわずか細胞1つ分の厚さしかない。[16] そんな極薄の壁が、これほど広大な地域を見張っている様子を想像してほしい。そして腸管細胞はビタミン、ミネラル、脂肪、糖、単純なタンパク質は吸収できるが、レクチンのような比較的大きなタンパク質は吸収できない。あなたの腸管とその粘膜が健康なら、レクチンは腸粘膜細胞の間を突破できないはず。だがレッドローバー〔日本の花いちもんめのようなもの〕という子供の遊びを思い出してほしい。大柄な子供は、防衛線を力ずくで突き破ろうとしただろう。そしてレクチンが腸管を攻撃する時も、まさにこの手を使う。[17]

レクチンは前述の4つの防衛線の少なくとも1つを突破して、腸壁のタイトジャンクションをこじ開ける。その方法は、ゾヌリンという化合物を生成してある種の細胞の受容体に結びつけることだ。ゾヌリンは腸壁の細胞間の結合をこじ開け、こうしてレクチンは周囲の組織、リンパ節、腺、血流など、本来いるはずのない場所に到達できる。そしてそこで異種タンパク質として振る舞い、身体の免疫機構による攻撃を促す。トゲが刺さった時に白血球が対応して赤く腫れあがる様子を思い描いてほしい。立ち入り禁止の場所にいたったレクチンは目には見えないが、免疫機構はそれと似たような反応をしている。炎症を引き起こすサイトカイン（いわば免疫機構に脅威の接近を知らせる空襲警報だ）水準を検査するたびに、私はこれを目の当たりにしている。

レクチン攻撃戦略② 分子擬態によって免疫機構を混乱させろ

動物界には、自分に有利なように擬態する例はたくさんある。蜘蛛に擬態して天敵を追い払う蛾もいる。スカーレットキング蛇は無毒だが、猛毒を持つサンゴ蛇にとてもよく似ていて、これが捕食者に対する強力な抑止力になっている。植物も鳥や昆虫に似せて捕食を免れる。「歩く棒」という言い得て妙な名の昆虫は枯れ枝にしか見えず、捕食者からわが身を守っている。それだけに、植物がレクチンを人体中の他のタンパク質とそっくりにする分子擬態という手を使うことも意外ではない。

レクチンは体内のいくつかのタンパク質とほとんど見分けがつかず、そのため身体の免疫機構をすり抜ける。あるいは細胞の受容体に結合したり、ホルモンのように振る舞ったり、ホルモンを遮断したりして、体内の情報伝達を妨害し、混乱を引き起こす。分子擬態はいわば人違いのようなパターン誤認を引き起こすのだ。

私たちの免疫細胞とその他の細胞は、トル様受容体（TLRs）と呼ばれるバーコード・スキャナーを使ってタンパク質の敵味方を判別している。数億年かけて作り上げられてきたこうしたパターン受容体は、ある種の食品に含まれる化合物の見慣れないパターンにさらされている。

こうした化合物はまったく異なる化合物類に擬態して、細胞とりわけ免疫細胞や脂肪細胞に指示を出す。例えば脂肪細胞に無駄な脂肪をためさせたり、白血球に自らの身体を攻撃させたりするのだ。こうした化合物のいくつかが現れたのは500年前とごく新しく、私たちの祖先にはまったくなじみのないものだ。そして特にあくどいいくつかのそれは、この50年間に出現したばかりなのである！　第2章では狡猾な分子擬態の影響について掘り下げる。

レクチン攻撃戦略③　細胞間連絡を混乱させろ

いくつかのレクチンは、ホルモンの信号を真似たり、阻害したりして、細胞間の連絡を混乱させる。[18]ホルモンは、船が埠頭に着岸するようにあらゆる細胞の表面の受容体に結合して、その細胞に何かをせよと指示するタンパク質だ。インスリンというホルモンは、細胞に果糖を取り込むように指示を出すことで燃料を供給する。そして果糖が過剰になると、インスリンは脂肪細胞の埠頭に着岸して飢えに備えて果糖を取り込ませる。ホルモンが情報を伝え終わると、今度は細胞側がホルモンに了解の返事をし、するとホルモンは埠頭から出港し、次のホルモンが着岸できる態勢を整える。だがレクチンは重要な細胞の埠頭に取りつき、間違った情報を伝えたり、正しい情報の伝達を阻害したりする。例えばWGAというレクチンはインスリンにそっくりで、(19)あたかもインスリンのようにインスリン用埠頭に着岸する。だが本物のインスリンと違い、決して離岸しようとはしない。結果は破滅的で、筋肉は減り、脳や神経細胞は飢え、脂肪がどっさり生み出される。踏んだり蹴ったりだ！

菜食を核にした食事

繰り返しになるが、私は菜食反対ではまったくない。私たちは植物と交戦しているが、植物（少なくともその大半）はビタミン、ミネラル、さまざまなフラボノイド、抗酸化物質、ポリフェノールをもたらしてくれる。また微生物叢の健康、ひいては私たち自身の健康に不可欠なその他の微量栄養素も含んでいる。

プラントパラドックスプログラムは微生物叢とミトコンドリアを核としたプログラムで、正しい野菜を適時に、適切に調理して、適量を食べるように勧めるものだ。本書を読了するころには、食べるべき植物と避けるべき植物の区別がつくようになり、ある種の植物をどう処理すればレクチンの影響を和らげられるかがわかるだろう。だが植物性食品だけを勧めるわけではない。摂取する動物性タンパク質の大半は、天然の魚介類になる。だから私はこの食事法を「ベガクアリアン食」（菜食と魚介類食の合成造語）と呼んでいる。安息日再臨派の菜食主義者が創立したロマリンダ医科大学で長らく教授をした私にとっては当然のことだが、菜食主義者やヴィーガン向けのプログラムも提供する。

患者の半分は、他の有名な腸養生法、例えばGAPSダイエット、SCD、ロー・FODMAPダイエットなどの効果が得られなかった人々だ。腸の健康を求めるこうした養生法が見落としているのは、リーキーガットの治療にはさまざまな要点があるものの、そもそも腸壁をぶち破る有害なタンパク質を除去しなければならないことだ。さもなければ水漏れする舟から水を汲み出しているだけのこと。穴をふさぎ、新たな穴があかないようにしなければ、舟もあなたも沈み続ける。

幸いなことに、レクチンの悪影響を出し抜く方法がいくつかあり、それを後に述べていく。プラントパラドックスプログラムの3段階の手始めはまず、有害なレクチンを排除することだ。そうすれば腸を治すことができる。たいていの人は、後にまた少量のレクチンを取れるようになる。ただし適切に下ごしらえしたものを適量食べるだけだ。また誰もが個々のレクチンに同一の反応をするものでもない。あなたの祖先があるレクチンを含む葉やその他の部分を長く食べているほど、あなたの免疫機構や微生物叢はそのレクチンに対する耐性を得るように進化したはずだ。こうしてそのタンパク質に対する耐性が得られたのだ。

次章では、あなたの身体の中の戦争をレクチンがどう指揮しているかを掘り下げる。さらにいくつかのいわゆる「ヘルシー・フード」をめぐる誤解も粉砕し、それらこそ心臓病、糖尿病、関節炎、肥満、その他すべての自己免疫疾患の隠れた原因であることもわかるだろう。

2

Lectins on the Loose

第2章 猛威を振るうレクチン

レクチンという厄介なタンパク質を紹介した今、当然の疑問にいくつか答えておこう。もし私たちの祖先が数千年もこうしたレクチンを含む食品の多くを食べていたのなら、どうして現代人だけが健康を損なっているのか？　そんな事情の変化をもたらしたものは、いったい何？

実際、レクチンは数千年も人間を苦しめ続けてきた。私たち自身を含めてどんな種も、試行錯誤をしながら避けるべき植物を学んできた。だがおよそ十万年前、ヒトは植物との戦争で独自の進歩を遂げた。火の使用である。加熱調理は、多くのレクチンを部分的に分解する。さらに植物の細胞壁を壊す簡単な方法でもある。それまでこの2つの仕事ができたのは体内細菌のみだった。

この変化によって、私たちの祖先は消化に必要なカロリー（と消化管の表面積）を大きく減らせるように進化し、より多くのカロリーを大食漢の脳に差し向けられるようになった。また調理は、完璧な解決法ではないものの、それまでは消化できなかった塊根《かいこん》というでん粉の地下貯蔵庫（サツマイモが好例）を食べられるようにもした。

調理を発明してから9万年ほどは、ホモサピエンスにとって順風満帆だった。豊富な動物や塊根のおかげで、ヒトは長身で頑強になった。実際、約1万年前まで、人類の平均身長は180センチを超えていた。だが最後の氷河期が終わったころ、また問題が始まった。寒冷な環境で栄えた大きな動物が死に絶えたため、ヒトは新たなカロリー源を探す必要に迫られたのだ。そこに中東の肥沃な三日月地帯で穀物、豆類の農業栽培が始まった。いずれも貯蔵が可能で、熟した時しか食べられない果物とは違う。穀物と豆類の栽培は、プラントパラドックスの究極の諸刃の剣だ。数百年で初めて、まったく新しいレクチンが私たちの身体の中に入ってきたのだ。そして私たちはいまだにそれに十分に対処できずにいる。だが、穀物と豆類はヒトにとって何よりの賜物であり災厄でもある。

2種類のレクチン

前章では、堅い外皮を持つ種と持たない種の2種類があることを述べた。さらに植物の2つの独創的な防衛戦略——種を食べられないようにすることと、動物に食べさせて他の場所へと運ばせること——も学んだ。となると、植物捕食者も2つのカテゴリーに分かれることに不思議はない。草食動物は、総じて牧草や穀物に多い単葉の植物（単子葉植物）を食べるように進化した。一方、ツリー・ドウェラー（樹上で生活する動物）は木の葉や双葉の植物（双子葉植物）や、それらの果実を食べるように進化した。単子葉植物のレクチンと双子葉植物のレクチンはまったく違う。だからそれらの捕食者の体内微生物も、2つの違う進化の道をたどった。草食動物の微生物は単子葉植物のレクチンを消化し、ツリー・ドウェラーは双子葉植物のレクチンを処理できる別の微生物を宿している。

ある化合物に長く接しているほど、それに対する耐性がついたり、劇症反応しなくなったりすることがわかっている。アレルギー治療で微量の抗原を注射し続け、やがてその抗原を含む食品などの物質に耐性ができる道理である。だが食品に含まれるある種のレクチンを扱えるようになるまでの間は、週や月単位ではなく千年単位に及ぶ。

牛、羊、レイヨウなどの草食動物の祖先は、膨大な時間をかけて単子葉植物が含むレクチンを処理できる微生物を養い、子孫に受け渡してきた。つまりレクチンを消化したり排除したりできるという意味だ。もしそんなレクチンを排除できないのなら、過剰反応しないようにと免疫機構を数百万年もかけて「教育」してきた。ネズミ類は少なくとも4000万年前に穀物を食べるように進化したが、これは穀物に含まれているレクチンを処理できるようになるのに十分な時間だ。他のげっ歯類も種に含まれるレクチンを分解するプロテアーゼという酵素を大量に持っているので、レクチンによる消化器官に向けた絶え間ない攻撃にさらされていない。

私たち人間は、キネズミに始まるツリー・ドウェラーの長い系譜に連なっている(信じ難いかもしれないが、4000万年以前のことだ)。この間に、私たちの体内微生物は双子葉植物のレクチンを処理できるようになり、その力を代々受け継いでいる。[1]

人間の食事の4つの地殻変動

体内細菌は、免疫機構を「教育」する上で重要な役割を担っている。どの化合物は比較的無害だから存在を許してよいのか、どの化合物は侵入を許すべきではないのか――。[2] 免疫機構という名のこの国境警備隊は、ホモサピエンスが出現するはるか前の8000万年前から発展を遂げてきた。だが私たち(とその体内細菌叢)がある種の食品の新たなパターンにさらされるようになったのは、比較的最近のこと。困ったことに、そうした食品に含まれる化合物は、細胞とりわけ免疫細胞や脂肪細胞に指示を出す一連の化合物になりすまそうとする。

次に概説する人間の食事パターンの4つの変化は、植物とヒトの微妙で洗練された力の均衡――そのおかげで植物とヒトは長い間共存できた――を崩してしまった。いずれのかく乱要因も、食の変遷を強いた。そしてこのかく乱に果たすレクチンの役割がわかったのはごく最近のことだ。肥満、2型糖尿病その他の健康問題のまん延は、戦況劣勢の何よりの証拠だ。こうなったのはなぜか、それに対して何ができるのかを理解するために、人類の起源にちょっとさかのぼってみよう。

変化1　農業革命

およそ1万年前の農業革命の到来は、大半の社会で穀物と豆というまったく新たな食糧源が比較的に短期間で主食になったことを意味した。これによって食事の中心となるものは、葉、塊根、いくらかの動物性脂肪から、穀物と豆に変わった。それらが含むレクチンは人間の体内微生物にとって未知のものだったので、体内細菌、微生物、免疫機構も対応経験がまったくなかった。

さて、5000年ほど早送りしよう。穀倉地帯を抱えるエジプトは、人民やピラミッドを建設した奴隷たちを養うことができ、巨大王国になった。だが残された膨大な数のミイラを分析した結果、健康状態はあまり芳しくなかったことがわかっている。彼らは肥満し、動脈を詰まらせて死んでいた。単糖を大量に含む穀物中心の食事のため虫歯になり、歯は穀物を噛み潰すために歯茎まですり減っていた。(3)ネフェルティティ王妃のミイラを分析した結果、おそらく糖尿病だったことがわかっている。穀物中心の食事に絡む問題を抱えていたのは、この伝説の王妃だけではない。実際、オートミールは現代でさえ歯科的問題をもたらしている。1932年、虫歯のある子供にオートミール抜きの、肝油とビタミンDを強化した食事を6カ月間与えたところ、新たな虫歯の発生はほぼなくなり、既存の虫歯の進行も防ぐことができた。(4)これは、オートミールを抜かずにビタミンDを強化した食事をさせた場合よりもはるかに良好な成績だった。

オーツ麦ほかの穀物や豆類のレクチンは、程度は違えどほぼ常に毒性だが、飢餓かそれとも深刻な健康問題かという選択を迫られた時、ヒトは常に後者を選ぶ。私たちの祖先は、農業革命によってレクチンを摂取するようになった時、その影響を和らげる発酵などのさまざまな素晴らしい技術を生み出した。そして穀物や豆類がなければ、現在の文明が生まれなかったのも確実だ。

変化2　牛の突然変異

およそ2000年前、北欧における乳牛の突然変異によって、乳が通常のA2型カゼインではなくA1型カゼインを含むようになった。A1カゼインは消化を通じてβカソモルフィンというレクチンに似たタンパク質になる。このタンパク質はすい臓でインスリンを生み出すβ細胞に取りつく。そのためこの牛乳やそれから作られたチーズを食べると免疫反応が促され、すい臓を攻撃し始める。[5] これが1型糖尿病の主原因と考えられている。[6] 南欧の牛、山羊、羊はA2カゼイン乳を出し続けているが、A1牛の方が丈夫でより多くの乳を出すので、農家はこちらを好む。世界で最も多い乳牛はホルスタイン種で、その乳は問題の多いこのタンパク質を含んでいる。牛乳を飲むと体調が悪くなるという人は、ほぼ確実に乳牛の品種が悪いのであり、牛乳そのものに罪はない。黒白まだらのホルスタインはA1乳牛の典型で、一方、ブラウンスイス、ベルギーブルーなどの品種はいずれもA2乳牛だ。乳製品を取るのならA2型カゼイン種だけにすべきなのはこのためで、最近では米国の西海岸を中心に食料品店でも扱うようになってきた。また山羊や羊の乳に変えるのも安全だ。

SUCCESS STORY

問題は牛の品種だった!

慢性関節リウマチを長らく患うアリソン・Mは、救いを求めて私のところにきた。50代の彼女は、今後もずっと免疫抑制剤（がんを誘発する）を飲み続けるなんてまっぴらと決意し、プラントパラドックスプログラムに切り替えることにしたのだ。すると活力は増し、痛みは消え、炎症マーカーも下がった。

だが、ナパバレーからの一本の電話がそんな成果と裏腹の痛ましさを知らせてきた。友人の元を訪れたアリソンは、近所の農場で牧草肥育された乳牛から作ったヨーグルトを勧められた。友人はアリソンがこのプログラムを実践していると知っていたからだ。アリソンは牛の品種が合わないからとやんわり断ったが、友人は意固地になってそんなの馬鹿げていると言った。牛の品種なんて問題になるはずないじゃない――。アリソンは相手への気兼ねもあり、少しぐらいなら大丈夫だろうと折れてスプーン数杯ほどヨーグルトを食べた。その夜、彼女は左手の3つの関節が真っ赤に腫れあがった痛みで目を覚ました。私に電話をかけてきたが、それはパニックのためではなく、喜んでいたからだ。こんなにも苦痛なことがこんなにうれしいなんて初めての経験だ、だって今や一生ものの健康の秘密に気づいたのだから、と彼女は語ってくれた。

変化3　新世界からやってきた植物

1万年もの時間があれば、こうした新たなレクチンに耐性がついて当然のように思えるだろうが、もう一度、過去を振り返ってみよう。5世紀前、未知のレクチンとの最後の大きな出会いがあった。欧州人が米大陸に到達したのだ。探検家たちは新世界の食物を母国に持ち帰り、クリストファー・コロンブスの名にちなんだコロンブス交換の結果、世界中が新たなレクチン群にさらされることになった。そこに含まれていたのは、ナス科、マメ科の大半（ピーナツやカシューナッツも含む）、穀物、アマランサスやキヌアのような雑穀、ウリ科（カボチャ、ペポカボチャ、ズッキーニ）、チアをはじめとするさまざまな種などだった。いずれも、欧州人、アジア人、アフリカ人がそれまで食べるのはおろか、見たこともなかった食物だった。健康に良いから食べろと言われてきた食べ物の半分は新世界が原産で、人類の大半がそれまで接したことがなく、ひいては人間の身体、体内細菌、免疫機構にとって対処する準備が整っていないものだ。たった500年で新種のレクチンになじむだなんて、いわば進化の婚活パーティーのようなものだ。

変化4　現代的イノベーション

この50年間、私たちはまたも加工食品や遺伝子組み換え（GMO）作物を通じて新たなレクチンを解き放った。GMO作物には、大豆、トウモロコシ、トマト、菜種（キャノーラ）などがある。私たちの肉体は、かつてこれらのいずれにも接したことがなかった。さらに、膨大な種類の抗生物質、薬品類、その他の化成品を使うようになって、通常ならそうしたレクチンを処理し、免疫機構を教育してくれる体内細菌をそっくり破滅させてしまった。こうした致命的なかく乱要因については、第4章で詳述する。

＊　＊　＊　＊　＊

これら4つの変化のすべてが、私たちの身体の内部の正常な連絡機構を深く傷つけた。こんな短時間のうちに、さまざまなレクチンの猛攻撃に私たち（とその体内微生物）が適応できるはずがない（トウモロコシや大豆などわずか60年前まで見たこともなかった気の毒な牛たちが、肥育のために制酸剤をまぶしたこれらの飼料を与えられている様子を想像してみてほしい）。私たちが抗生物質をはじめとするさまざまな薬剤や人工甘味料などを日常的に用いて微生物叢の大半を殺していることを思えばいっそうである。

どうして今？

もしこれら4つの変化が現代的な時代相に基づいているのなら、今日私たちがレクチンにこんなにも過敏になったのはどうしてか？　その答えは多元的である。前述のように、昨今のいくつかの変化がレクチンへの反応に影響している。こうした変化の速度はあまりにも早く、私たちも体内微生物叢も、とても対応が追いつかない。

過去半世紀、私たちは食や調理の知恵の多くを捨て去り、ファストフード、加工食品、超加工食品（食品由来原料をさらに高度加工したもの）、電子レンジ食品などを選んできた。食事の構成内容も劇的に変化した。トウモロコシや大豆、小麦などレクチンでいっぱいの食材は、大半の加工食品に用いられている。人間が取り込むレクチン量は過去最大級だが、問題はそれだけではない。この過去半世紀の間、除草剤、殺虫剤、薬品、肥料、食品添加物、スキンケア製品、その他さまざまな化成品も、体内の連絡機構、腸、そしてその中の微生物叢をかく乱してきた。こうした過剰な化成品が、穀物や豆類他のレクチンを含む食物への対応力を損ねているのだ。

序章で警告したように、本書の内容の多くは、すんなりと受け入れ難いものだ。本当の自分は誰なのか、健康と病気の原因とは何かを問い返すことになるかもしれない。健康的な食品、良い食事、悪い食事、果ては有機食品についての概念を、ひいては米国フードガイドラインへの信頼さえ覆すかもしれない。少なくとも、長く健康的な暮らしを送るためには過去から目を背けられないことをわかってほしい。

現代の食品供給は、これまで何世代にもわたって人々を支えてきたものとは大きく異なっている。

この半世紀に起きた次のような大きな変化を考えてみてほしい。

1 今や私たちは、小麦、トウモロコシその他の穀物、さらに大豆を、加工食品としてかつてないほど大量に取っている。そしてそれは、葉物野菜その他の野菜類を含む未加工の炭水化物源に置き換わっている。(7)

2 平均的な世帯では、食費の43％は外食に割かれている。この比率は、1970年には26％に満たなかった。(8)

3 自炊の代わりに、電子レンジ食品、怪しげな原材料だらけの超加工食品、テイクアウト食品などに頼るようになっている。

4 ある種のレクチンを含む食品の悪影響を中和する知恵を忘れるか、無視している。

5 かつて身近だった植物も今や石油化学肥料を与えられ、より病虫害に強く、早く熟し、傷つきにくくなるなどの品種改良により生産性を高め、長距離輸送が可能になった。

6 健康的な野菜さえ、現代的な農業技術や殺生物剤のため、太古からの土中細菌の助けなく栽培されている。土中の亜鉛、マグネシウム、糖尿病やメタボリック症候群を予防する重要な元素などの量も激減している。(9)

7 さまざまな薬品（市販薬も処方薬も）、空気清浄剤、手指殺菌剤などを、私たちは必ずしも肥満その他の健康問題に結びつけて考えていない。だがこれらの膨大なかく乱要因は、それら自体が有害であるばかりか、レクチン摂取による問題を複合化する。

ヘルシー・フードを疑え

健康は食事に強く依存しているので、問題はどんな食品を選び、それをどんな割合で食べ、さらにどんな調理法を用いるかにかかっている。だが皮肉なことに、私の患者の大半はすでに健康的な食生活を送っている、あるいは少なくともそう思っている。

私独自の食事法では、白い食品（小麦粉、砂糖、ジャガイモ、牛乳など）は追放し、茶色い食品（ある種の全粒穀物や豆類）は少量のみ含む。だがそれに次ぐ段階で、すべての穀物と雑穀（キヌアやソバなど）、豆類（豆腐や枝豆も含む）を食べるのをやめると患者の健康状態はさらに良くなる。がんが縮小したり、消失したりする。2型糖尿病も冠動脈疾患も、線維筋痛症他の自己免疫疾患もだ。本当の話だ。いったいどうして？　健康的とされる食材なんて数千年来の歴史があるのに、だって？　本当にそうだろうか。

多くの食品には良しあしの特徴がある。さらにレクチンに対する耐性には個人差もあるし、健康状態にもよる。個人の健康は腸壁の健全性、微生物叢およびそれによる免疫機構への指示に強く依存する。そして私の見るところ、体内での戦争を率いているのはレクチンであることはますます明らかになっている。

レクチン豊富な食品は、有機栽培されたものでさえ自己免疫疾患の原因であり、一方、レクチン含有食品を避けた私の患者や科学文献で報告されている患者たちは自己免疫疾患を治している。[10] 突拍子もない話と思うかもしれないが、現に私の患者たちが生き証人だ。ある研究では、慢性関節リウマチ（ＲＡ）を患う20人の女性を被験者に、まず水断食（水だけを摂取する断食）をさせたところ、20人全員のＲＡが消失した。次いでヴィーガン食（完全菜食）に移行したところ、半数は腸が改善し寛解（症状が一時的もしくは永続的に消失または軽快すること）を維持した。だが、残る50％の被験者はＲＡを再発した。[11] 実際、私の研究によると、レクチンたっぷりの「健康的」な食品はＲＡを引き起こす。私たちは「健康的」の定義を、レクチンの多い食品を省くべく再考する必要がある。

SUCCESS STORY

待望の第二子

満ち足りた暮らしを送るスザンヌ・Ｋ夫妻が救いを求めてきた。第一子を出産後、スザンヌはひどい慢性関節リウマチ（ＲＡ）を発症した。ステロイド剤と免疫抑制剤で治療しても、関節のひどい腫れは収まらなかった。ちょっと動いただけでも痛く、子供を抱くこともできなかった。夫婦そろって次の子供がほしいのはやまやまだったが、こうした投薬治療中の妊娠は母体に危険が大き過ぎることは彼らにもわかっていた。

スザンヌは別の治療法を探していた。血液検査をしてみると、強力な薬剤を投与されているにもかかわらず、彼女の免疫機構は総攻撃モードのままだった。検査の結果、レクチン感受性もやはり強かった。そこで投薬治療をやめてプラントパラドックスプログラムに切り替えた。当初は苦難が続き、ボスウェリア（カンラン科の植物）エキスなどの天然の消炎剤、大量の魚油やビタミンD3なども用いた。痛みは週を追って和らぎ、炎症マーカーもゆっくりと下がって正常値に近づいていった。今では痛みを忘れて子供と遊んだり抱き上げたりできるようになった。プログラムを始めて1年後、彼女と夫、そして彼女の母と再会した。2人もスザンヌを応援するためこのプログラムを一緒に実践していた。私は、検査結果は改善したのでもう妊娠しても大丈夫だと伝えた。彼女はいたずらっぽく笑った。「そう言われると思っていたので、フライングしちゃいました。最近受けた妊娠検査の結果、4週目と言われたんです」。

スザンヌは最近、女の子を出産したが、第一子の時と違い、産後7カ月間を通じてRAの腫れは起きなかった。

夫と母はどうなったのかって？　夫は健康マニアだったにもかかわらず慢性副鼻腔炎だったが、プログラムを始めると症状は消失した。レクチンは鼻炎の原因だからだ。第一防衛線としてレクチンを洗い流すために鼻水が過剰に出るのだ。今度スパイシーなサルサを食べて鼻がぐしゅぐしゅしたら、このことを思い出してほしい。母は糖尿病、高コレステロール、関節炎が消失し、薬をまったく飲まなくなった。そして孫のおしめ替えを手伝っているだけで、体重が15kg近くも減った。この3人に起きたことは互いに無関係に見えるかもしれないが、レクチン感受性という点で共通している。そしていずれもが、食事からレクチンを取り除くことで健康をつかんだのだ。

グルテン感受性の根源を探る

もうおわかりの通り、小麦、大麦、ライ麦、しばしばオーツ麦に含まれるグルテンはレクチンの一種に過ぎないが、近年では一身に注目を集めている。これら4種の「健康的」な麦を摂取すると、終生の腸疾患セリアック病になりかねない。そうでなくても、グルテンのせいでブレインフォグ、関節痛、炎症などさまざまな症状をきたすことがある。

グルテン含有食物はすべてレクチンを含んでいるが、レクチン含有食物が必ずグルテンという特定の植物性タンパク質を含んでいるとは限らない。さらにいけないことは、ほぼすべての穀物および雑穀は、グルテン類似レクチンを含んでいることだ。レクチンには他にも数千種類があり、残念ながら標準的な米国の食事はそれを山ほど含んでいる。さらに一部のレクチンはグルテンよりずっと有害である。いわゆるグルテンフリー食品は山ほどレクチンを含んでいる。

トウモロコシ、オーツ麦、ソバ、キヌア、その他の穀物や雑穀、また大豆他の豆類を原料としているからだ。私の元を訪れた人々の多くが大麦、ライ麦、オーツ麦や小麦を厄介払いしても、消化不良、肥満、痩せ過ぎ（とりわけグルテンフリー食を取っている時に）などの問題を抱え続けているのはこのためだ。[12] 実際、体重増加はグルテンフリー（だがレクチンフリーではない）食にしばしば見られる結果だ。グルテンフリーには他にも問題がある。たいていの人はグルテンを食べてくれる細菌を宿しているが、食事からグルテンを一切排除してしまうとこうした細菌も餓死してしまう。そして、後にまたグルテンを取り始めると、ほぼ確実にグルテンが原因の問題に苦しむことになるのだ。[13]

SUCCESS STORY

グルテンフリーという誤解

クラレンス・Vは、私の食事法を実践して2型糖尿病を克服した。だが後に私は彼をセリアック病と診断した。すると彼は、砂糖の塊のようなグルテンフリーのパンやクッキーを食べ始め、もちろん糖尿病はぶり返した。事態を悟った彼がそうした食品を取るのをやめると、糖尿病はまた管理可能になった。だが物語はこれで終わりではなかった。糖尿病によって、テストステロン（男性ホルモンの一種）の濃度は大幅に低下した。彼は自分にはもう生殖能力がないからと42歳の妻を説得し、避妊をやめた。だが糖と動物性タンパク質を断って糖尿病を治療すると、テストステロン濃度は復活し、妻は妊娠した。上の子らはもう大学生という2人にとってうれしい誤算とは言えなかった。だが幸いにも、彼らも今や、家族が増えたことと健康増進の喜びを受け入れている。

穀物と体重増加

グルテンと言えば真っ先に小麦を連想するかもしれない。大麦やライ麦、そして時おりオーツ麦もグルテンを含むが、小麦ほど米国流の食事に広く使われる食材はない。先述の通り、約1万年前に私たちは、「肥育効果」のために小麦を他の麦類に優先して食べるようになった。小麦は最も好まれている穀物だが身体に優しくはなく、それはセリアック病であろうがなかろうが同じことだ。

小麦は中毒性があり、脳の中でアヘンのような働きをする。たいていの人と同じく、あなたも中毒になっているからその悪影響を甘受しているのだ。中毒性の他にも、小麦はもうひとつ、体重増加という大きな悪影響を及ぼす。その仕組みは第6章でお伝えするが、まずはこの事実を知ってほしい。農家は肉牛を肥育するために穀物（と大豆その他の豆類）に少量の抗生物質をまぶして与える。この組み合わせは人間にも同じ効果をもたらし、私たちを太らせて健康統計を悪化させる主因となっている。アメリカ疾病対策センター（CDC）によると、米国の成人の70・7％が太り過ぎで、そのうちほぼ38％は肥満である。(14) 20年前には、肥満はわずか20％だったのに。悲しいことに今や米国人の肥満は新たなる常識となり、レクチンはこの肥満増悪《ぞうあく》に重要な役割を担っている。

そしてレクチンは、食品だけから摂取されるものではないことを覚えておいてほしい。米国の肉牛は穀物、豆類、抗生物質の組み合わせで肥育されているので、これら毒物のミックスは結局、私たちの体内に入って最悪の事態になっている。この事態は広範囲抗菌スペクトル性抗生物質を濫用することで、さらにひどくなっているのだ。

最も危険だが回避可能なレクチンはグルテンにあらず

近年グルテンは栄養界の悪役で、ロバート・アトキンス博士、アーサー・アガットン博士（『サウスビーチ・ダイエット』アスコム刊の著者）は提唱した低炭水化物食への興味を促した。『小麦は食べるな！』（ウイリアム・デイビス著、日本文芸社刊）や『「いつものパン」があなたを殺す』（デイビッド・パールマター著、三笠書房刊）も、穀物を避けるべきことと小麦中毒を前面に押し立てたが、いずれも小麦に含まれるグルテンに焦点を当てている。だが実際、グルテンは全体像の一角をなすに過ぎない。

小麦に潜んでいる悪党、小麦胚芽凝集素（WGA）のことは前述した。念のために付け加えると、WGAはグルテンには関係がなく、ふすまに含まれている。つまり白パンはグルテンを含むがWGAは含まない。一方、全粒小麦パンは災厄の種を両方とも含んでいるのだ！

大半のレクチンは割合に大きいが、WGAは小さなタンパク質だ。だから腸の表面粘膜が損傷していなくても、他のレクチンよりも簡単に透過できる。WGAを摂取する害悪はそれにとどまらず、次の各項もそうだ。

1　WGAはインスリンのように働き、糖を脂肪細胞に取り込ませて内分泌をかく乱する。糖はすぐさま脂肪へと変換され、肥満やインスリン抵抗性をもたらす。

2　糖が筋肉細胞に取り込まれるのを阻害し、筋肉を栄養不足にする一方で、体脂肪をますます増やす。

3　タンパク質の消化を妨害する。

4　フリーラジカル（遊離基。活性酸素など）を放出して炎症を促し、腸粘膜を薄くする。

5　他のタンパク質と相互作用して抗体を作り出し、自己免疫反応を引き起こす。こうした抗体は、グルテン反応によって生み出されたものとは異なる。

6　他の物質と結合したまま血液脳関門を通り抜けて、神経学的問題を引き起こす。

7 正常細胞とがん細胞の両方を殺す。
8 DNA複製を妨害する。
9 動脈にプラークを固着させて硬化させるアテローム性動脈硬化症を引き起こす（このことは通常医学ではまったく言及されてこなかった）。
10 粘膜上のシアル酸と結びついてインフルエンザ他の病気の原因になるウイルスの侵入を可能にする。
11 腎炎を増悪させる。(15)

ではどうやってWGAを避ければよいのか？　全粒粉パンなど全粒穀物製品を食べなければ良いだけだ。

全粒穀物を語り尽くす

全粒穀物が「ヘルシー・フード」とみなされるようになったのはこの数十年のことだが、数千年前に挽き割りの技術が開発されて小麦その他の穀物の繊維分を取り除くことができるようになると、恵まれた階級の人々は「白い」パンを食べるようになったことに留意したい。彼らは玄米や全粒穀物から作った黒パンを貧農の食べ物に追いやったのだ。穀物の芯だけを食べるように表皮を削り込み、パンをより白くすることが目的だった。もちろん当時の金持ちらには知るよしもなかったが、挽いてふすまを取り除いた穀物は全粒穀物よりもずっとレクチン濃度が低く、だから彼らの方がおなかの調子が良かった。古代ギリシャ人とローマ人は、どちらのパンがより白いかで論争しさえした（ちなみに結論は、いずれでもなくエジプトであると両国の見解が一致した）。

今日、誰もが精米よりも玄米の方が健康的と「知って」いる。だがアジアで米を主食とする40億の民は常に精米して食べている。馬鹿げているって？ いや、とても賢いことだ。糠にはレクチンが含まれており、アジアの文化では数千年間もそれを取り除いてきた。私もかつては白い穀物は茶色い穀物に劣ると考えていたが、今ではくら替えした。中国人、日本人、その他のアジア人は歴史的に肥満、心臓病、糖尿病、その他の米国にまん延する病気と縁が薄い。(16) 直言しよう、肥満に苦しむのは「全粒穀物善玉論」の誤解にとらわれているせいだ。全粒穀物の復興により、WGAをはじめとするさまざまなレクチンを私たちの食生活に再導入することになった。

現在の「全粒穀物善玉論」の横行は私たちの祖先による穀物の扱い方の真逆なのだが、今に始まったことではない。1894年には医師でサナトリウムの寮監だったジョン・ケロッグ博士が、患者たちに全粒穀物を食べさせようとして手を焼いていた（彼は「習慣性」こそが健康の源という考えに取りつかれていた）。患者たちが全粒穀物を食べようとしなかったので、兄弟のウィル・キース・ケロッグと共に全粒穀物（この場合はトウモロコシ）を加工して後のケロッグ・コーンフレークを生み出した。こうして冷たいシリアルが「健康的」な朝食とみなされるようになり、十億ドル産業が生まれた。この産業はすぐに小麦こそ「完璧」な朝食シリアルと力説し、WGAなどのさまざまなレクチンを私たちの食事に再導入した。欧州人とアジア人は1945年に第二次世界大戦が終わって駐屯米軍が持ち込むまで、冷たいシリアルなど食べたこともなかった。東欧や中東から移民してきた私の患者たちは、1960～1970年代まで縁がなかったと言う。

だがこの50年間、ヒッピー、フード・ファディスト（食べ物の流行に飛びつく人々）、一部の栄養学者の間で全粒穀物への興味が広まった。今では全粒穀物運動は主流派にさえなり、朝食シリアル、パン、その他の健康的食品として売り込まれるベイク製品は、「全粒穀物は善」という誘惑的なキャッチコピーと共に出回っている。だがこの流れは、人々の腸を広く傷め、他の健康問題への扉を開いている。全粒穀物製品と加工食品の消費増大は、レクチン摂取の二重苦だ。

フレンチ・パラドックスという言葉を聞いたことがあるかもしれない。フランス人はバゲット（精白小麦を原料とする）と赤ワインやバターを取りながら肥満は少なく、米国人を苦しめている健康への悪影響、特に心臓病を回避しているということだ。十年も前に『フランス女性は太らない』（日本経済新聞社刊）を著したミレイユ・ジュリアーノは、フランスで生まれ育ったが、米国へ移住してフレンチ・パラドックスを持ち込んだ。フランス人は一般的に不健康と考えられているそれら食品を取りながら、スリムな体型と健康を数十年にわたって保っている。そしてフレンチ・パラドックスは女性だけに当てはまることでもない。中世のフランス人男性は、米国人男性の半分しか心臓病にならず、平均して2年半も長生きした。[17] だがフランス人が米国人よりスタイルが良く心臓病が少ない本当の理由は、WGAの摂取量が少ないからだ。イタリア人が彼ら流の精白パンと精麦《せいばく》で作った少量のパスタを食べ（イタリアではパスタは前菜であり米国のように主菜ではない）ながら、少なくとも米国人ほどは太らないのもそのためだ。私はイタリアにしばしば旅行をし、現地の食事と文化を研究しているが、残念ながら、彼らもまた米国のトレンドに影響されている。旅行者がよく訪れる都市で全粒小麦パスタがメニューに上り始めているのだ。

小麦とNSAIDsのどちらもダメ

レクチンWGAは特に関節に結着しやすく、免疫系を刺激して関節を攻撃させる。その結果、炎症も痛みも、アスピリン、イブプロフェン、ナプロキセン、ケトプロフェンなど各種の非ステロイド性抗炎症薬（NSAIDs）で一時的に緩和される。

これらの薬はいずれも短期的には有用だが、副作用として腸を傷める（その詳細は103～107ページ参照）。グルコサミンも体内で自然に生成される物質で、関節を取り巻いたり緩衝する部分に含まれ、軟骨組織の原料となる。グルコサミンはWGAに結びついて炎症を緩和したり消炎できるので、鎮痛に役立つ。グルコサミンをサプリメントの形で取ることは、たいてい健康増進に役立つ。グルコサミンの有効性は関節を治すことではなく、腸内のWGAその他のレクチンに結びついて、害を及ぼす前に排出を促すことにある。WGAが引き起こす痛みを和らげようとNSAIDsを服用する悪循環を断ち切るには、単純に小麦などのレクチンを含む食品を取らないことだ。そうすればわざわざグルコサミンを取る必要もなくなるのだ。

天然レクチンと人エレクチン

1950年代まで、大半の人は家庭で有機栽培を行っていた。堆肥をやり、厳冬期に備えて敷きわらで植物の根や土中微生物を保護していたのだ。だが20世紀半ばには、第二次世界大戦の軍用品の放出物から作られた石油化学肥料と冷蔵貨物列車のおかげで、栽培植物の種苗は自家製ではなく、商業的ニーズに応えて種苗会社が生産するものになった。その主眼は南カリフォルニアやフロリダその他の温暖な土地で農作物を栽培し、冷蔵貨車で全国に輸送できるようにすることだった。長距離輸送に耐えるハイブリッド種の野菜や果物が出回ったおかげで、全米どこの寒冷地に住んでいようが、季節外れの生鮮食品が年中手に入るようになった。風味より見栄えが優先されるようにもなった。

だがこうした長距離輸送できるハイブリッド種は過酷な天候、病虫害、雑草との競争に耐えるよう自然に進化したものではない。そのため農家は、化成品（防除剤、殺虫剤、除草剤）に強く依存するようになった。現代的農業をより高効率、高収益にする次のステップは遺伝子組み換えだった。遺伝子組み換えされた植物では、レクチンは人工的に導入されている。科学者らは植物の基本ゲノムに異種遺伝子を導入して特定のレクチンを生成できるようにして病虫害への耐性をつけさせているのだ。これが遺伝子組み換え生物（GMO）の一形態だ。

私たちが今日主に食べている食品は、祖父母の時代よりもずっと多くのレクチンを含んでいるばかりか、GMOである可能性も高い。そしてこうした果物は未熟なまま収穫されるので、レクチン濃度は高いままだ。最後に強調したい。有機栽培された農作物を食べているからと言って、それが適した食べ物とは限らない。有機栽培であろうがなかろうが、レクチンはすべての植物の葉や種に集中している。つまりGMO食品は避けられてもレクチンは避けられない。となると問題は、食べるものを管理する（量も含めて）ことだ。

ホルミシスとレクチン・パラドックス

植物の潜在的有害性は明らかだが、同時にそれは有益な化合物も含む。毒性化合物が、非特異免疫（自然免疫）系（出産時に母から新生児に受け渡される免疫系）を教育して、肺炎の病原菌やウイルスなどを排除できるようにすることもある。また抗菌性のレクチンもあり、HIVウイルスの繁殖を抑制するものもある。ニンニク、ゴーヤその他のハーブ類も治療効果を持つ。今では、細胞膜にくっつくいくつかのレクチンをがん治療に生かす可能性が研究されている。とはいえレクチン過敏性の人にとっては、レクチンが慢性炎症を引き起こすという事実は、どんな抗がん効果の恩恵をも打ち消してしまう。

レクチン・パラドックスを理解するためには、ある種の食品は毒にも薬にもなると心得ることだ。こうすればホルミシスの概念が飲み込みやすくなる。ホルミシスとは、適量だとえてして身体に良いが、大量に取ると有害な物質になる、という概念である。薬も「過ぎたるは猶及ばざるが如し」だ。そうした食品を適量食べれば、免疫系と細胞全体を教育でき、また適度な負担をかけることで長生きしやすくなる。レクチンの場合、少量の毒は予防効果がある。例えば、食べて苦ければ、あまり大量に食べてはいけないとわかる。長寿の集団は総じて、苦い野菜やハーブ類を食べる伝統を持つ。「良薬は口に苦し」なのだ。

ホルミシスは実際、幅広く雑食する食事法を支える論理だ。ヒトは渉猟する種へと進化した。私たちの祖先の狩猟採集民族は日常的に250種類の植物を食べていたという証拠もある。現代の人はその10分の1も食べておらず、それがサプリメントを取るべき理由の1つだ。

問題はグルテンにあらず……

グルテンという特定のレクチンの話に戻ろう。グルテンは、穀物摂取をめぐる健康議論においてわき役であり主役ではない。実際、主要タンパク源をグルテンに頼っている国では、みんな元気にやっている。例えばインドネシアの主食セイタン（生麩）は、WGAを含まないグルテンの塊である。たいていの人にとっては、グルテンフリー食など角をためて（グルテンを排し）牛を殺す（タンパク質を得られない）ようなもの。実際、苦労してグルテンを排した人の多くは、別のレクチンを含むもっと問題の多い食品を食べ続けている。多くの人はグルテンフリー食はグレイン（穀物）フリー食だと思っているが、そうではない。グルテンフリー食では小麦、ライ麦、大麦などは除外されているかもしれないが、原材料表示を見れば、それらの代わりにトウモロコシ、米、テフ〔穀物の一種。近年スーパーフードとして注目〕などが用いられており、それらはいずれもグルテン類似レクチンのゼイン、オリザニン、パニシン、カフィリン、ペニセイチンなどを含んでいる。またこうした食品の加工製品は大豆などの豆の粉を含むことも多く、それらはもちろんレクチンを含む。さらに、さまざまな目的で利用される糖も原材料リストの上位に並ぶ。

健康問題を抱える人々が、その原因はパンなどのベイク製品に由来するグルテンに過敏であるためと誤解する理由は他にもある。1950年以降、米国のパン業者はイースト菌のようなパンを膨らませる材料をトランスグルタミナーゼ（グルタミン転移酵素）などで代替するようになり、これも結着作用がある。私は米国でパンを食べると身体がむくむような気がするが、欧州でイースト菌を使って作られた精白パンを食べてもそうは感じない。それは発酵したイーストが小麦中のレクチンを破壊して無害化するからだ。そして伝統的なイースト発酵法で製パンするフランスとイタリアではパンはほぼすべて白パンであり、全粒小麦など使っていない。グルテンは含んでいるがイースト菌に消化されており、WGAは含まない。小麦をイースト菌とバクテリアで発酵させたパン種から作るサワードウブレッド（酸味のあるパン）が、血糖値の急上昇を招かないため最も安全なパンの1つにあげられているのもむべなるかな。イースト菌とバクテリアがレクチンと糖の大半を食べてしまったからだ！

さて、落とし穴がある。たいていの「グルテンフリー」ベイク製品は、よりふっくらおいしそうにするためにグルタミン転移酵素で処理されている。グルタミン転移酵素は魚肉や精肉の結着剤としても使われる（カニ蒲鉾はその一例）。肉接着剤と俗称されるのはこのためだ。残念ながらグルタミン転移酵素は血液脳関門を通過し、神経伝達物質を混乱させるので非常に有害性が高く、パーキンソン病に似た症状を呈するグルテン（運動）失調症の原因になる。それにもかかわらず、グルタミン転移酵素はアメリカ食品医薬品局（FDA）に認可された食品添加物として製品ラベルに表示義務がないのだ。

さらにグルタミン転移酵素は、グルテン過敏症ではない人々でさえグルテンに敏感にしてしまうことも覚えておきたい。これは大変なことだ。市販されているパンなどの小麦製品を食べた後に不調をきたして自分はグルテン過敏症だと思っている人も、実際にはむしろグルタミン転移酵素に反応している可能性があるからだ。

最後に全粒穀物を原料とする加工食品、例えばパンや朝食シリアルでは、全粒穀物に含まれている多価不飽和油の酸化を防ぐためにジブチルヒドロキシトルエン（ＢＨＴ）のような危険な添加物を使う必要がある。ＢＨＴとその近縁物質については後述するが、まずはパンやシリアルはエストロゲン（卵胞ホルモン）のように働くＢＨＴが添加されている可能性が高いと言っておこう。パンやシリアルの原料の穀物には細菌がついていて、これら細菌には油が含まれている。穀物を挽くと油が空気にさらされ酸化が始まる。ココナッツ油のような飽和油と違い、多価不飽和油はとても酸化しやすく、いざそうなると悪臭を放つ。これではパンやシリアルの風味は台なしだ。それを防ぐために、ＢＨＴを添加するのだが、ＢＨＴは女性ホルモンであるエストロゲンのように働き、脂肪を増やしてしまう。数年前にフランスで講義をした時、私は早朝便で米国に戻る必要に迫られた。朝４時にパンをルームサービスで届けてもらえるかとフロントに聞くと、朝食は喜んでお届けするがクロワッサンはお出しできない、準備ができていないのでと言う。前日の残り物のクロワッサンでかまわないがと言うと、彼はそんなものは食べるべきではない、うちでは決して提供しないと息巻いた。

市販のパンやシリアル、スナック製品の賞味期限を見る時、この話を思い出してほしい。当日限りになっていないのであれば、その製品はほぼ確実にBHTもしくは類似の危険な保存料を含んでいて、子供にはまったく食べさせるべきではない。エストロゲンが脂肪蓄積を促し、さらに少女の性成熟を早め、7歳の男の子に「おっぱい」をもたらす。[18] まだ納得できないと言うなら、BHTは死体の防腐などにも使われていることを知ってほしい。それでもまだ食べたい？

患者の類型

レクチンが貧しい健康状態と太り過ぎに深く関わっていることに気づく前に、患者たちが私の食事法から得る効果に、いくつかの共通点を見出した。臨床の軸足をリストラティブ医学へと移した時、当初の患者の多くは心臓病を抱えた肥満男性だった。「リストラティブ医学」の最も基本的な意味は、単に病気の症状に対処するのではなく、身体を自己回復させるということだ。肥満男性の患者はたいてい、痩せた奥さんに無理やり引っ張ってこられた人たちだった。どの奥さんも夫を「治して」ほしいと言う。習慣を変えるのは家族ぐるみの取り組みなので、夫にさまざまな先進的な血液検査や遺伝マーカー検査などを施す一方で、奥さんたちにも新患として検査を受けてもらい、両人から既往症を詳しく問診した。

すると驚いたことに、これらスリムで健康に見える奥さんたちもあれこれの健康問題を抱えていた。彼女たちの多くは甲状腺機能低下症を患い、その大半は橋本甲状腺炎が原因だった。これは原因不明の自己免疫疾患である（実は原因不明ではないことは後述）。彼らの多くは関節炎も患い、えてして指の関節に微小な節があった。痛みを取るためにたいてい1種類もしくは複数のNSAIDsを服用し、胃酸を抑える薬を数年にわたって常用している人が多かった。加えて、大半は抗うつ薬に頼っていた（彼女たちはしばしば「うちの人なんかと一緒にいたら、あなたもそうなりますよ！」と言ったものだ）。それだけではない、多くは骨粗しょう症の薬をあれこれ処方され、過敏性腸疾患（IBD）の診断を受けていた。実際、（健康そうに見える）女性患者は平均して7種類の薬を飲んでいた。

甲状腺機能低下症、関節炎、呑酸《どんさん》（胃酸などが口内に逆流すること）、骨粗しょう症、腸疾患、うつ病などの組み合わせ、そしてそれらのための薬の服用は、スリムな女性たちの共通項だった。私は彼女たちの共通項をさらに探し始めた。彼女たちはどんなものを食べていただろう？　そう、「ヘルシー・フード」だ。全粒小麦のパスタ、全粒小麦のベーグルに無脂肪のクリームチーズ、白身のオムレツ、サラダなどを食べ、脂肪を毛嫌いしていた。それでいて大半はリピトールのようなスタチン剤（抗脂血剤）で血中コレステロール値を下げ、こんなものとあきらめているさまざまな不調のために薬を山ほど飲んでいた。まるでより「健康的」な食事をするほど、より「不健康」になっていくようだった。

男性患者にも共通点がある。高血圧、呑酸、高脂血薬、関節炎その他の痛みを和らげる鎮痛剤、睡眠誘発剤などを、たいてい複数処方されていたのだ。こうした家庭の薬キャビネットはさながら薬局のようだろう！

彼らの精密検査の炎症マーカーや免疫細胞活性度などの結果は、驚くほど一貫していた。患者たちの免疫機構は、男女ともに総攻撃モードに入っていた。だがひとたび前著の内容をまとめた食品リストを渡し、いくつかの日用品や整髪料などを避けるように助言すると、彼らの自己回復能力はいつも復活した。

口コミが広がると、すぐに同様の健康問題を抱える女性たちが、今度は太っちょの夫を伴わずに単独で受診するようになった。さらなる違いは、彼女たちの多くは肥満であることだった。彼女たちは異口同音に、医師に漠然とした不調を訴えてもホルモン不調、うつ、不定愁訴ですねと、まともに取り合ってもらえない、と訴えた。彼女たちの多くは、有名なダイエット法はすべて試していた。運動プログラムに真剣に取り組んでいる人たちも多かったが、結果は肥満のままでみじめな気持ちで過ごしていた。そして前世代の痩せた女性患者たちと同じ処方薬の山を抱えていた。私の元を受診したのは何かがおかしいと思い、私なら「治せる」と友人たちから聞いてきたからだった。そして確かに、彼女たちもそれに先立つ人々と同じ食事法で治った。

その次にやってきたのは自己免疫疾患を抱える人々だった。慢性関節リウマチ、全身性エリテマトーデス、多発性硬化症などだ。さらに他の免疫疾患患者もいた。リンパ腫、多発性骨髄腫、クローン病、潰瘍性大腸炎などである。私はほどなくして「治し屋」と言われるようになった。そして次にやってきたのがステージ3や4のがん患者たちだった。聞いて驚くかもしれないが、こうした自己免疫疾患患者やがん患者の多くは大同小異の経緯をたどり、大半は私の食事法に従って良くなったのだ。

レクチン発見

その後、患者のさまざまな健康問題やそこに共通するパターンの原因としてレクチンを特定するにいたったいきさつをお話ししたい。それは回り道だった。私は30年あまりの診療経験を通じて、健康問題は実際、とてもささいなことで引き起こされていると悟っていた。これは大きな健康問題について特に言えることだ。心の底から言うが、非常に小さなこと（レクチンのような）が重大な健康問題を引き起こすのだ。そして私の当初の食事療法を早期に実践したある患者を観察して、本書へと結実する道が拓けた。

全患者に行った精密検査により、いくつかの類型から社会全体の集約的な健康問題について理解が深まったが、私が本当に開眼したのはトニーという患者への取り組みがきっかけだった。トニーはとても締まった体つきで精力的でほぼ菜食主義者（状況に柔軟に対応していたが）の40代、私の原則を完全に順守していた。その結果、野菜、魚介類や魚油、オリーブ油、アボカド、マカダミアナッツなどを多食する一方、穀物や雑穀、ジャガイモなどのでんぷん質、豆類などは排し、また果物やトマト、ナスなどの果菜類も大幅に減らしていた。

多くの患者のように、トニーは私のプログラムを始めてすぐに、活力と運動能力が増進し、5kg近く体重が減った。だが彼には白斑《はくはん》があった。皮膚の色素が減退して起きる皮膚症状だ（同じ問題を抱えていたマイケル・ジャクソンが年を追って白くなっていったのはこのためだ）。白斑の原因は皮膚中で色素を作り出すメラノサイト（メラニン形成細胞）と呼ばれる細胞が徐々に破壊されることで、この細胞は神経細胞が皮膚表面に移動して変異したものだ。当時、こうした神経細胞が死滅する理由はわかっていなかったが、自己免疫反応ではないかと疑われていた。「自己免疫反応」とは、免疫機構が誤って自らの細胞を攻撃してしまう状態のことだ。トニーの場合、自前のメラノサイトがあたかも侵入異物のように誤認されて殺され、肌に白斑を残していた。

私は物事に動じない方と自負しているが、私の食事法を始めたトニーの経過には唖然とした。プラントパラドックスプログラムを始めて数週間で色素が回復したのだ。白斑は消え、肌色は正常化していった。なぜか？　正直に言うと、当時は私にもわからなかった。この食事法が非炎症性であることはわかっていたが、だからといってトニーの白斑寛解の理由にはならない。数千年前、現代医療の父ヒポクラテスは、身体が自らを治す力について記述し、その力をヴィリディタスと呼んだ（「緑したたる活力」の意）。ヒポクラテスは、医師の仕事は患者の自己回復を妨げている力を見極め、それを排除することと考えていた。食生活を改めたことで、トニーは身体の自己回復を妨げている障害物を除去したに違いない。私はまさしくヴィリディタスを目の当たりにしたのだ！

そこで私は、心臓移植の先端分野だった異種移植をめぐる自分の過去の研究に立ち戻った。私のプログラムの何が（あるいは食事法に含まれていない何が）、トニーの免疫機構に自己細胞攻撃をやめさせたのか？　何かを付加したのか、それとも身体の自然な回復を妨げる何らかの外因を排除したのか？　私は移植についての知識から、後者の外因排除らしいと察しをつけた。ではその外因とはいったい何だったか？

はっきりさせよう。健康問題を抱えている人の大半は、ある種の食品やサプリメントは消炎性があると信じている。だが私が探したのは、むしろ炎症の原因だった。もしヒポクラテスが正しければ（実際正しかったが）、原因を除外すれば炎症の進行を食い止められるからだ。言い換えると、この食事法は、大半の食事療法が主張するようにトニーの炎症をしずめたのではない。むしろ炎症の根本原因を取り去ったものだから、ひとたび原因がなくなると、身体は消炎剤など必要とせず自ら治っていくのだ。この一見ささやかな発見は、身体の働きについての考えを転換させるものだ。

トニーの問題は明らかに炎症によって引き起こされていたが、そもそもなぜ炎症が起きたのか？　意外にも炎症はメラノサイトで起きていた。

植物は長い進化を経て、捕食者の身体の重要な構造にとてもよく似たタンパク質（レクチンなど）を作り出す戦略を獲得した。レクチンは捕食者の腸粘膜を突破すると、免疫機構を活性化し、相手かまわず攻撃させる。つまりレクチンと、レクチンによく似た構造を持つ重要な構造をもろともに攻撃させるのだ。思い出してほしい。レクチンの本来の目的のひとつは、昆虫を麻痺させるためにその神経を免疫細胞に攻撃させることだった。トニーのメラノサイト（神経細胞に由来する）は、抗原と誤認されたのだ。これは科学者が分子擬態（分子相同性）と呼ぶことによる認識ミスであり、私に啓示をもたらした。トニーはレクチンを排除すると、正常性を取り戻した。原因はレクチンだったのだ。

パターン・マッチング

パターン・マッチングとはコンピュータ科学界から借りた用語で、物事の成り立ちのパターンを知るために分子の配列を調べることを言う。グーグルなどの検索サービスはこの技術で成り立っている。キーを打ち込むたびに、探しているであろう情報を表示するのだ。情報をより細かく入力するほど、検索結果が絞り込まれる。だがご承知の通り、検索結果はしばしば不満足だったり、あるいは愉快な間違いだったりする。例えば結婚式の計画を練るために「ホワイト・フラワー（白い花）」を調べたつもりが、「ホワイト・フラワー（白い小麦粉）」が表示されて当てが外れたりなどだ。

このことと、私が女性患者の健康問題と食生活に強い類型性を見出したことを考え合わせてほしい。私の前著での報告の多くは、患者の血液検査結果の類型性に由来している。とりわけトリグルセリド値とコレステロール値で、それは患者の食品選択に対応していた。こうした類型性は全患者に当てはまった。とても重要な発見なので本書でも繰り返す（そうすれば、パートIIに進んだ後も、その含みがよく理解できる）。このパターンは折々の旬の食べ物に対応しており、これによって身体が「来るべき冬に備えて夏の間に脂肪をためておこう」モードになっているか、「冬を生き抜くためにためた脂肪を燃焼させよう」モードになっているかの察しがつく。食品の選択やそれが含む糖分さえもがパターン・マッチングを通じて私たちの細胞と情報をやり取りしており、今の季節を教え、体重を増加させるべきか（夏）、それともエネルギーを得るために脂肪を燃焼させてカロリーを得るべきか（冬）、しかるべき選択をさせているのだ。パターン・マッチングこそ、あらゆる生物（どんなに小さな生物でも大きな生物でも）の行動原理なのだ。そして私は、専門的な血液検査によって、パターン・マッチングとそれが患者に及ぼす影響を測定でき、大半の健康状態を左右する基礎であることを悟った。

免疫機構のパトロール体制

免疫機構がパターン分類する上でごく単純なスキャナーを使っていることがわかったのは、実にここ数年のことだ。この仕組みについては、第1章でレクチンが免疫機構を攻撃する際に使う3つの戦術の2番目として説明した（35ページ参照）。このスキャナーはトル様受容体（TLRs）と呼ばれ、あらゆる動物のあらゆる細胞の細胞膜上にある。

ウイルスであろうがレクチンであろうが細胞膜であろうが、すべてのタンパク質は独自のバーコードを持つ。体内と白血球のTLRsは、『スター・ウォーズ』の早期警報レーダーよろしく外敵（たいていは細菌やウイルスだ）の侵入を警戒している。TLRsは体内に入ってきたタンパク質のバーコードを片っ端からスキャンし、敵か味方かを判別し、そのまま放免するか、それとも身体と免疫機構に外敵侵入を知らせるために緊急警報を鳴らすかを決めている。

さて、今度はTLRsとは別の一連の受容体を思い描いてほしい。それらはコンピュータのUSBポートのように働き、ホルモン、酵素、サイトカインをUSBメモリよろしく読んで、細胞がどう振る舞うべきか指示を得る。この2番目の受容体はGタンパク質共役受容体（ここではGスポッターと呼ぼう）と言われ、やはりあらゆる細胞上にある。スマホの充電をする際に、充電ケーブル側とスマホの充電ポートの形状が一致していなければならないように、Gスポッターに適合するホルモンと酵素だけが、細胞と情報をやり取りできる。

言い換えると、免疫機構の仕事は、侵入者のバーコードを読んで敵か味方かを判別し、敵性タンパク質を見つけ次第、警戒警報を鳴らすことだ。さらにその侵入タンパク質のバーコードを全身に周知し、今後その敵が入ってきた時の防衛力を高めることでもある。これが風邪の予防注射の仕組みだ。風邪のウイルスの表面にあるタンパク質を腕に注射すると免疫機構はそのタンパク質のバーコードを読んで敵と判断し、攻撃する。すると白血球や免疫信号タンパク質はその後もずっと、その外敵タンパク質のバーコードに対するパトロールを強める。だから本物の風邪ウイルスが侵入してきても準備は万端。ミクロのレーダーと言うべきTLRsが侵入者を敵の攻撃と認識して全身に警戒信号を発し、防衛システムが発動され、白血球が侵入タンパク質を迎撃する。そして風邪のウイルスは排除され、一件落着だ。

バーコードを読んで

2011年、こうしたスキャニングの仕組みがノーベル生理学・医学賞を受賞した。その翌年、Gタンパク質共役受容体（Gスポッター）の発見がノーベル化学賞を受賞した。この両発見の助けを得て、私はそれまでまったく無関係のようだった患者たちの共通点を見出した。

それは、すべての患者の問題は、細胞上のTLRsとGスポッターが、50年前には影も形もなかった侵入者のバーコードをスキャンし続け、異物と認識し、警戒警報を発し、細胞機構を発動させていることによるというものだった。この新たな侵入者は、食べ物や薬、日用品などの根本的な変化によってもたらされ、人を操っている。患者たちが健康を損なっていたのはその結果だった。そしてまず確実に、あなたの健康もむしばまれている。

どうして私はこの主張に、そしてTLRsとGスポッターが常にスキャンし続けていることが一連の健康問題の主な原因だと、こんなにも確信が持てるのか。なにしろこうした反応は、目に見えない細胞の中で密かに起きている出来事だというのに。受容体を刺激している物質はあまりに小さく目に見えないので、ささいに思われる。だが私はこれまでの数年間、全患者に血液検査を行い炎症ホルモンを調べてきたので、それを追跡できた。

こうして患者たちから得た免疫機構とそれが起こす炎症の類型（これまで覆い隠されてきたことだ）が整理できた。その結果、レクチンとおそらく他の外部タンパク質が細胞間のやり取りをかく乱していることがわかった。レクチンはパターン模倣の達人で、それが細胞に伝える情報の大半はウソだ。そして患者たちの問題の原因は、彼らのＴＬＲｓが誤って警戒警報を発令するか、その受容体が誤った情報を受け取っていたことだった。患者たちの症状はさまざまだったが、共通項は情報伝達の混乱だった。免疫機構が友軍を敵と誤認し、免疫やホルモンの劇症反応を引き起こし、患者の健康を損ねていたのだ。そして適切な情報伝達が回復すると、病状は良くなった。幸いにも、そのためには食事とライフスタイルを少し変えればいいだけなのだ。

命取りの誤認

子供のころのどが痛くなると、お母さんはβ溶血性連鎖球菌〔溶連菌〕という菌によって引き起こされた連鎖球菌咽頭炎と総称される病気を心配しただろう。あるいは今や自分が子供の心配をする番だろうか。連鎖球菌咽頭炎をこじらせると、リウマチ熱という重病になりかねない。だが私のような心臓外科医は、リウマチ熱に次ぐ心臓リウマチこそを心配する。かつては心臓リウマチこそが心臓弁置換術の主な理由だった。病気が治っても、患者の心臓弁は後にほぼ確実にダメになるからだ。

連鎖球菌咽頭炎など縁がないという人にとっても、どうして心臓リウマチ後に心臓弁がダメになるのかを知っておくことは重要だ。連鎖球菌の細胞膜は脂肪、糖、タンパク質でできており、特徴的なバーコードを持っている。ある系統の連鎖球菌に感染すると、免疫機構は血液中を巡回するスキャナーに、その後もずっと連鎖球菌のバーコードへの哨戒を強化させる。残念ながらこのバーコードは、心臓弁の細胞膜に貼ってあるバーコードにそっくりなのだ。血液に乗って巡回するスキャナーは、心臓弁のバーコードを読んでそれを連鎖球菌と誤認し、爆撃指示を出す。すると免疫機構は来る日も来る日も総攻撃モードであなたの心臓弁を誤爆し続ける。ついにボロボロに傷んだ心臓弁は役割を果たせなくなり、置換手術を施すことになる。

心臓弁を除去する際、私はその沈着物がバイパス手術を施す冠状動脈（冠動脈）の沈着物に酷似していることに気がついた。それがパズルを解くさらなるヒントになった。現代的な冠動脈疾患は、リウマチ性心臓疾患を引き起こす免疫反応にそっくりなのだ。冠動脈に対する免疫攻撃については後述する。とにかくスキャナーが似たようなバーコードを混同すると友軍誤爆につながってしまい、それが現代の病気や健康問題の大半の底流をなす原因なのだ。

危険なペテン師

微生物叢を作るある種の細菌が分裂したり死んだりするたびに、リポ多糖（ＬＰＳｓ）と呼ばれる半端物が生まれ、これは飽和脂肪酸に潜んで腸壁を通り抜ける。免疫機構はＬＰＳｓを脅威とみなす。血中や体内の随所で細菌感染が起きていると誤解するからだ。だから白血球に出撃指令を出し、炎症が起きる。加えて、こうした外敵の侵入に備えて常時巡回している免疫細胞は、レクチンとＬＰＳｓのバーコードを混同してしまい、またもや細菌が侵入したと思って炎症反応をさらに激化させる。

だがレクチンの最も危険なトリックは、重要な器官、神経、関節などのタンパク質に薄気味悪いほど似ていることだ。私はこれを臨床で日常的に目撃している。免疫機構は重要な敵を見落とすことを恐れている。抗生物質がなかったころ、細菌が体内に入ってくるのは大変な危機だった。だから免疫機構は、細菌その他の侵入タンパク質の細胞膜上のバーコードに少しでも似ているものに対して過敏になっているのだ。

リウマチ学ではこれを自己免疫疾患と呼ぶが、私に言わせれば「友軍被害」だ。動物があるレクチンを含む植物を食べて病気になったりすると、それを食べるとろくなことがないと懲りる。植物にとっては、敵が弱るのは好都合なのだ。敵の友軍被害は自軍の有利だ。植物の捕食者（人間を含む）が自己免疫疾患で苦しんでいたら、その動物は植物を（ひいてはその赤ちゃんも）あまり食べなくなる。すると再生殖の可能性も減り、将来の捕食者までもが減る。つまり植物にとってそれだけ生存可能性が増すのだ。

SUCCESS STORY

自分を治すことを覚えた神

5年前、良き友人トニー・ロビンスが電話で救いを求めてきた。インドの有名な導師で世界中1200万人の信者から神とあがめられる彼は、5枝バイパスの緊急冠動脈手術のため入院していた。なんとか手術せずに治せないかと言うので、もちろんできると即答した。私とて神にはめったにお目にかかれない。

この62歳の導師の血液検査の結果は芳しくなかった。冠動脈にひどい梗塞を抱えていたばかりか、重い糖尿病でHbA1Cという糖とタンパク質の抵抗性マーカー値は9・0だった（正常値は5・6以下）上、腎臓病も進行していた。彼がスカイプ越しに電話してきた時、本当に神なのかと聞いてみた。すると彼は、神とあがめられるのは奇跡を起こして人々を治しているからだと答えた。ではどうして自分を奇跡で治さないのかと反問した。答えていわく「わかるだろう。人のことは治せても、自分のことは治せないのさ。だから君が必要なんだ」。意気投合の瞬間だった。

彼の主治医はアーユルベーダの医師で、彼は米、豆、ナンを中心としたインドの伝統食を取っていた。彼は典型的な「デリー腹」いや、西洋風に言うと「ビール腹」だった。古典的な食事を信奉していることが糖尿病、心臓病、腎臓病の原因なのだと言うと、彼は衝撃を受けていた。伝統食は、彼に先立つすべての神に勧められてきたものなのに、どうしてそれが不健康だなどと？　私の返事は、「ヘルシー」な食事をしている人すべてに対するものと同じだった。君がそんなにもたくさんの病気を抱えているのなら、その健康的な食生活はいったい何だったのか？

アインシュタインが好んで言ったように、狂気の定義とは同じことを何度もやって違う結果を期待することだ。私は神にプラントパラドックスプログラムをやらせた。数週間で胸の痛みは取れ、血糖値が下がり始めた。およそ3カ月が順調に経過したころ、血液検査の結果が急に悪化し始めた。次にスカイプで話した時、いったいどうしたのか聞いてみた。どうやら3カ月ごとに彼をあがめる祭典があり、僧侶たちが捧げる供物を食べなければならないということらしかった。このパターンはそれから約2年間続いた。3カ月ごとに祭典があり、一進一退になるのだ。

数年後の通話で、私の堪忍袋の緒が切れた。「君は信者たちの神なのではないのか？」、「ああ、そうだ」、「神なら自分が何を食べるか、何をしてほしいのか、決められるはずではないか」、「そんなこと、思いもよらなかった」と彼は言った。「僧侶や信者たちに、ガンドリー流の食事をしなければならないと宣告するよ」。そして彼はそれを実行した。

今日、導師の肌つやは健康そのものだ。心臓負荷試験の結果は正常で、腎臓病も糖尿病と共に過去のものとなった。投薬治療なしにＨｂＡ１Ｃ値は５・５と正常値で、さらに下がり続けている。おまけに彼のアーユルベーダ医師も、ガンドリー流の食事に変えた。

誰もが緑したたる活力を持っている。外部からの力を取り除いて自然な力を取り戻せば、内部から自己回復できる。神は自らを治す力を持っていた。彼とも意気投合した通り、私には道を示すことはできるが、その道を歩むかどうかはあなた次第だ。

問題を起こすパターン

患者から学んだ大切な教訓はまだある。レクチンへの免疫反応は、人それぞれであることだ。すなわち家系的影響や遺伝的資質によるし、何よりも本来は健全だった腸壁をレクチンが突破できるかどうかによるのだ。

次章では現代的な健康問題、特に肥満とそれに関連する病気について掘り下げる。さらに重要な状況を改善する方法にも触れる。なぜならレクチンが他のタンパク質に擬態し、身体のメッセージング機構をかく乱することが、さまざまな症状に関わっているからだ。この後に述べ

●レクチンが引き起こす体調不良

- 関節の痛み
- 呑酸あるいは胸やけ
- 吹き出物
- シミ、軟性線維腫（スキンタッグ）
- アレルギー
- 脱毛症
- 貧血症
- 関節炎
- 喘息
- 自己免疫疾患（自己免疫性甲状腺疾患、慢性関節リウマチ、1型糖尿病、多発性硬化症、クローン病、大腸炎／結腸炎、全身性エリテマトーデスなどを含む）
- 骨喪失（骨減少症や骨粗しょう症を含む）
- ブレインフォグ
- がん
- 口内炎
- 慢性疲労症候群
- 慢性疼痛症候群
- 大腸ポリープ
- けいれん、うずき、麻痺
- 歯科および歯周病の悪化
- 認知症
- うつ病
- 糖尿病、糖尿病予備群、インスリン抵抗性
- 疲弊
- 脂肪便（消化が悪いため）
- 線維筋痛症
- 胃食道逆流症（GERD）、バレット食道
- 胃腸の問題（腹部膨満感、痛み、ガス、便秘、下痢）
- 頭痛
- 心臓病、冠動脈疾患、血管障害
- 高血圧
- 不妊、月経不順、流産
- かんしゃく、行動変化
- 過敏性腸症候群（IBS）
- 免疫グロブリンG、M、Aの低値
- テストステロン（男性ホルモン）の低値
- 白血球の減少
- リンパ腫、白血病、多発性骨髄腫
- 男性型脱毛症
- 記憶喪失
- 片頭痛
- 消化不良に起因する栄養不足（鉄欠乏性貧血など）
- パーキンソン病
- 末梢神経障害
- 多嚢胞性卵巣症候群（PCOS）
- 皮膚発疹（疱疹状皮膚炎、湿疹、乾癬を含む）
- 乳幼児の発育不振
- 原因不明のめまいや耳鳴りの発作
- 白斑
- 体重の減少や増加

る原則と改良を加えた食事法のおかげで、多くの患者たちが右のページに列挙した症状を解消した。

きっと考えつく限りの体調不良を並べたと思っているのでは？　これらのすべてが単一の原因から引き起こされるだなんてありえないって？　私だって12年前にこれらの全症状がレクチンや身体に侵入してくる化学物質のために引き起こされているだなんて聞かされたら、本書を投げ出していただろう。だが何万人もの患者たちを診てきた私の経験が、論より証拠だ。それはさらに私のプロトコル（研究や治療の計画）があなたの悩みを解決できる証拠でもある。

何が変わったのか？

レクチンがもう1世紀以上も出回り、日々さまざまな食品（242ページから網羅リストを掲載）を通じて摂取しているものなら、なぜレクチンに影響されない人もいるのか？　あるいは、過去にはレクチンに苦しんでいなかったのなら、どうして今は苦しんでいるのか？　何が変わったのか？　私はレクチンが身体に侵入する仕組みを解明した。続く2つの章では、この不穏な要素を見ていこう。

3

Your Gut Under Attack

第3章 腸が危ない

前章までては、複雑で驚くべき概念を飲み込んでもらった。だがそれは今後も続く。だから本章は序の口と思ってほしい。信じられないかもしれないが、これから語ることはすべて、世界中の一流大学の科学者による査読を経て発表された研究や、私が回復医療センターで行った研究などで裏付けられている。また繰り返しになるが、健康(と体重の)問題は、ごくささいなものによって引き起こされていることもお忘れなく。腸内という魅力的な世界を旅するうちに、このことの意味がわかるはずだ。

ホロビオーム——最高の仲間

腸管や口の中、皮膚の上、果ては周囲には、細菌、さまざまなウイルス、カビ、菌類、原生動物、寄生虫さえをも含む数百兆もの微生物が存在している。現代の健康をめぐる最大の誤認のひとつは、私たちがこぞって自らの正体を見誤っていることだ。本当のあなた、完全なるあなたとは、自覚する「自分」にこうした無数の微生物を加えたものなのだ。実際、あなたを構成している細胞数の90％は非人間的細胞である。さらに言うなら、遺伝子の99％は非人間的遺伝子だ。

複合的な共存生態は一見、絵空事に思えるかもしれない。だがあなたとあなたの微生物叢は、文字通り一蓮托生だ。健康は彼ら次第で、その逆もそうだ。あなたは非常に根本的な意味で1人ではない。たいていの人は、自分の決断や行動はもっぱら自分が決めていると思っている。だがあなたの微生物叢――愛情をこめて「バグ」と呼びたい――は、真っ向から否定するだろう。微小な非人間的生物や単純な無生物分子がそれほど強い影響を及ぼしているという考えは、飲み込みにくいかもしれないが事実である。

身体は、いわば人間も非人間的細胞も含めて膨大な数の生き物が暮らす国のようなものだ。非人間的細胞は「合法的外国人」で、労働ビザを取って力を合わせて国（あなたの身体）に奉仕する仕事をしている。そして彼ら外国人労働者は、皮膚の上や腸管（さらには腸管の中の特定の「作業所」）などある一定の場所に棲んでいる。

こうした微生物の多様性を全体として微生物叢と呼ぶが、今日の科学者はもう少し説明的に「ホロビオーム」と呼ぶ。ホロビオームには内臓中の微生物だけでなく、皮膚の上や、空気中のバクテリアも含まれる（スヌーピーでおなじみのマンガ『ピーナッツ』の埃まみれのピッグペンみたいなものだ）。呼び名がどうあれ、あなたはこうした微生物に棲みかを提供し、見返りにさまざまなサービスを受けている。そう、彼らはえさと棲みかを私たちに依存しているのだが、信じ難いことに、私たちも等しく彼らに依存しているのだ。このことは無菌マウスを使った実験で確認されている。この種の一連の研究が、寄生主（宿主）とその微生物の関わり合いの研究の端緒となった。無菌マウスとは微生物叢なしに育てられたマウスだが、身体も小さく寿命も短い。免疫機構が決して適切に発達しないからだ。[1] こうして健全なホロビオームを養うことの大切さがわかった。

ちょっとした話がある。私は１９６０年に州の科学フェアに参加した。今日ではホロビオームと呼ばれている研究に立脚した私の調査は、無菌マウスの飼育環境作りについてのものだった。当時はもちろん、数十年後にこうして人間と微生物の関係について執筆するようになるとはつゆほども思っていなかった。

胃腸管はつらいよ

さて、胃腸（GI）管で起きていることを、もう少し詳しく見てみよう。こうした「移民労働者」（微生物）の多くにとっては、あなたの腸は棲みかであり仕事場だ。そこで彼らは、植物細胞を分解して消化し、取り出したエネルギーを脂肪にしてあなたに受け渡す仕事をしている。他の動物と同じく、人間もこの重要な仕事のために彼らに深く依存している。シロアリでさえ木を「食べる」ことはできない。実際に木を「消化」してエネルギーを転換しているのは、彼らの小さな腸内の微生物叢だ。微生物叢をなくせばシロアリも飢えてしまう。

微生物叢の仕事は主に2つあり、ひとつは寄生主が食べた食物からエネルギーを引き出すことだ。もうひとつは、寄生主の免疫機構の番人として働くことである。ホロビオーム内には膨大な遺伝物質があるので、私を含め一部の科学者は、人間は免疫監視の仕事の多くを彼らに「外注」していると信じている。私たちはいわば遺伝物質に取り巻かれているようなものだ。何かが侵入すると、敵味方の初動判別をホロビオームに外注し、敵とみなしたものの処理も任せているというのが有力説である。

こうした外国人労働者の居住地は種によって違うが、一般に動物が微生物叢を棲まわせ、植物性食物を分解させている場所は3つに大別される。牛などの反芻《はんすう》動物の場合は（複数の）胃、ゴリラその他の霊長類の場合は小腸、人間の場合は大腸（結腸）だ。

この先を理解するために、ちょっと身体の構造の勉強をしておこう。消化管は口から始まり肛門へと続くが、実際には体内で皮膚が裏表になったものである。腸の内容物は、外界の万物と同じく、実際には体外にあるのだ。信じられないことに、「体内」にあるように思われるものは、実は体外にある。

川床の下を通る高速道路のトンネルを思い浮かべてほしい。トンネルに入る車は、川の外から入ってきて、また川の外へと出ていく。そしてトンネルを通っている間も、別に川の中を通っているわけではない。トンネルの中は川の外であり、水中ではなく空中を走っているだけだ。車は川に吸い込まれて行き川から出てくるように見えるが、決して川の「中」に入りはしない。あなたが取り込む飲食物の大半も、微生物叢もろとも体内にあるように見えるが、体内を貫通しているようであっても実際には「体外」にある。腸管が移民労働者とそれ以外のあなたを隔絶しているのだ。一方、皮膚上には何兆もの肌フローラ（微生物）が棲んでいて、2つの仕事をしている。第一にあなたを外界から守ること、第二は物質を吸収したり撥ねつけたりすることだ。前者の仕事が、より重要だ（あるいは私たちはそう考えている）。

腸壁は皮膚が体内に裏表に入り込んだもので、皮膚と同じ仕事をしている。だがこの場合、食物からの物質を吸収する仕事の方がより重要だ。前にも述べた通り、おへその奥に折りたたまれている腸壁の表面積はテニスコートほどもある。問題は、腸粘膜はわずか細胞1つ分の厚みしかないことだ。この細胞の間は緊密に結びついており、異物が体内組織や血流に入り込まないようにしている。腸の内容物（そこを棲みかとするあなたのホロビオームを含む）を外界にとどめておくことが目的だ。もしそれが体内に侵入したら、何もかもめちゃくちゃになる。

不思議な実話　お母さんからの贈り物

新生児は母親から初期微生物叢を受け継ぐ。産道を通る胎児は、母親の微生物叢を接種されている。このホロビオームは胎児の真新しい免疫機構とその細胞を教育する上で欠くことができず、このプロセスは出生にはるかに先立って始まっている。乳糖（ラクトース）を栄養に繁殖する乳酸桿菌《かんきん》は、妊娠後期の3カ月間、通常ならいないはずの母親の膣内に移る。驚くなかれ、母乳にはオリゴ糖という複雑な糖分子が含まれており、これは乳幼児には消化できないが、その子のホロビオームの健康と育成には欠かせない。さらに、母親から受け継いだ通常の微生物叢がなければ免疫機構は適切に発達できないのだ。実際、帝王切開で生まれると、通常の微生物叢を育み、免疫機構が働くようになるまで、たっぷり6カ月もかかる。母親の産道を進む旅をしなかったばっかりに。

適材適所

腸内、皮膚上、周囲には、ホロビオームと総称される細菌、さまざまなウイルス、カビ、菌類、原生動物、寄生虫など2kgあまりもの有機物が暮らしており、あなたという全体像を成り立たせている。今日までホロビオームの構成物は1万種類もが見つかっており、その数は、ヒトマイクロバイオーム・プロジェクト（HMP）が進展するにつれて年々、拡大している。

この2kg強もの微生物叢はあなたとどう協力しているのか？　それは、免疫機構、神経機構、ホルモン機構などあなた全体に大きな役割を果たしており、人間の細胞に外界の様子を伝える上でも大役を担っている。胃腸管に棲む微生物はあなたが消化できない食べ物を消化して受け渡すことの他にも、敵とみなした侵入者――レクチンという植物性タンパク質も含めて――と戦う仕事もしている。

腸壁の本来の働き

ホロビオームを構成する非人間的細胞はあなたの健康と安らぎに欠かせないが、あなた自身の細胞はこうした「他の」細胞を部外者と認識している。微生物叢から情報や栄養を受けるのは、彼らが境界の向こう側にいる限りは結構なことだ。詩人ロバート・フロストが『メンディング・ウォールズ』に書いたように、「良き境界は良き隣人を作る」。あなたのバグは親友だが、境界の向こう、すなわち皮膚や腸壁の外にいる必要がある。

微生物叢とあなたの身体の間の「境界」の重要性は、原子力発電所にたとえられる。制御された原子核分裂は重要だがとても危険な電源だ。制御しなければ原子爆弾だが、封入制御されていれば発電機の動力源になり、クリーンな電力を生み出す。堅牢な格納容器が放射線を封じ込めているが、とても危険なので係員はみな放射線検知器を携帯し、放射線漏洩に備えている。反応炉周辺やその外にも検知器が設置されている。放射線が検知されたら警報が鳴り、健康に危険が迫っているとわかる。２０１１年の福島第一原子力発電所のメルトダウンが示しているように、有毒な核物質が漏れると発電所周辺の環境を、おそらくは永遠に汚染する。

スケールはずっと小さくなるが、あなたの微生物叢の大半が集中している胃腸管を想像してほしい。それらは核物質の格納容器のような腸管壁に封じ込められている。腸内細菌はいわば核エネルギーのようなもので、腸管壁はあなたを汚染から守っているのだ。腸内細菌はあるべきところ、すなわち腸壁の「外側」に閉じ込められている限りは、健康に重要な貢献をしてくれる。だが実際、腸管壁は日常的に破られ、全身にさまざまな大問題が及んでいる。[2] あなたがしばしば「メルトダウン」したかのように感じるのも無理はない。

腸内微生物を腸内にとどめておくことは難しい。これは、腸管壁が2つの矛盾する働きをするからだ。腸管壁細胞はレクチンを撥ねつける一方で、栄養を取り入れるという複雑な仕事をこなしている。繰り返すが、腸粘膜は結びついた細胞1つの厚みで、望まざる住人が胃腸管から入り込むのを防いでいるのだ。

SUCCESS STORY

典型的なヴィーガン食は役に立たない

ヴィーガン料理を専門とする80歳の作家がいる。彼女は、完全菜食を早くから主唱した1人ジョン・マクドゥーガル博士と協力していた。私が会った時、彼女はひどく痩せており、腕にひどい関節炎を抱えていた。検査の結果、レクチンが腸管壁を突破した時に典型的に起きるエリテマトーデスとセリアック病も患っていることがわかった。そこでプラントパラドックスプログラムを施すと、これら病気のマーカーはすぐさま下がった。そんな進展にもかかわらず、彼女は穀物と豆類中心の「通常の」ヴィーガン食を再開した。その結果、エリテマトーデスのマーカーは10倍に跳ね上がり、腎臓機能は衰え（ループス腎炎）、心不全をきたした。さすがに目が覚めた彼女はプログラムに戻り、幸いにも諸器官の機能は回復した。パートIIのレクチン再導入のくだりを読む際に、この逸話を思い出してほしい。

腸粘膜――通すべきもの、通すべからざるもの

腸管壁は消化された食物の単一分子のみを通すようにできている。では例えばサラダやスープの具は、どうやってそこを通過するのか？　簡単に言えば胃腸管には関門があり、それを通過するには、あらゆる食品はアミノ酸分子（タンパク質に由来）、脂肪酸分子（脂肪に由来）、糖分子（糖やでん粉に由来）に分解されていなければならない。こうした小さな単独分子はエネルギー（カロリー）と栄養をもたらす。酸、酵素、そして微生物という移民労働者は、みな大きな分子を分解する仕事を担ってくれている。

それからあなたの腸粘膜細胞は、アミノ酸、脂肪酸、糖などの単独分子に文字通り食いつき、体内の細胞へと受け渡し、門脈や周辺リンパ系などへと放出する。こうした小さな分子は、粘膜細胞のタイトジャンクションを決して壊さない。通常なら大きな分子は粘膜細胞の間をすり抜けられないので粘膜の外（胃腸管の中）にとどまっている。粘膜細胞は、食いつけないほど大きな細胞は処理できないし、それで正常である。もしそんなものが腸壁を突破したら、免疫機構は外敵が侵入したと判断して警報を鳴らす。

腸壁を突破する

物事は常に正常とは限らない。腸壁は精妙にできているが、時に調子が狂うこともある。食べ物とその栽培法が変わったことや、市販の鎮痛剤（とりわけ非ステロイド性抗炎症薬）を服用したりすることで、レクチンとリポ多糖（ＬＰＳｓ）は日常的に腸壁を突破している。小麦胚芽凝集素（ＷＧＡ）以外のレクチンは大きな分子で、通常なら腸粘膜をそう簡単に突破できない。だがレクチンは腸粘膜細胞のタイトジャンクションをこじ開けるのがうまく、こうして突破口が開くと、他の大きな分子もろとも侵入して問題を引き起こす。そしてレクチンやＬＰＳｓ（ある種の細菌の細胞膜の切れっ端）あるいはそれら両方が胃腸管内から体内へと侵入すると、免疫機構はこれを敵の襲来と、警報を鳴らし、戦争に備えて脂肪を蓄えるよう指示を出す。レクチンは同時に腸壁細胞にも取りつくのでビタミンなどの栄養も吸収できなくなる。

もしレクチンが88ページのような諸問題を引き起こすなら、どうして他の医療関係者はそれを告げてくれないのか？　「見ざれば見えず」と言うが、大半の医師や栄養士はレクチンなどの影響をまったく知らないからだとしか言いようがない。その理由は、大半の人はグルテンを含むレクチンを摂取しても病気にはならないように見えるからだ。カギを握っているのは、この「見える」という言葉である。

SUCCESS STORY

治ったクローン病

大学三年生で20歳のジル・Wとは、数年前に患者を通じて知り合った。ジルは、私の患者が免疫学の学生向けに設立した奨学金を得て勉強していた。

その患者は腸の自己免疫疾患であるクローン病を患っており、移植用の免疫抑制剤を飲んでいた。患者にプラントパラドックスプログラムを施すと3カ月でクローン病は消失し、体重が20kg以上減るうれしいおまけもあった。もちろん彼女はそんな経過を喜び、そこでクローン病を患っている奨学生ジルにもプログラムの食品リストを見せた。当時、ジルの主治医は著名な消化器病学者だった。

ジルは、食品リストを受け取った時には半信半疑だったと言う。それまでもクローン病のためのあらゆる食事療法を試して効果がなかったからだ。何より主治医から、クローン病は遺伝病（それが彼の専門領域だ）であり、食事は無関係と言われていた。ジルはこのプログラムをやってみることにしたのはスポンサーに義理立てしたからだと忍び笑いしてから、スカイプ越しに表情を輝かせた。「スタートから2週間で腸の運動が生まれて初めて正常になり、それからずっと快調です。そこで2日前、私は主治医に電話して、食事療法でクローン病が治ったと言ったのです。主治医はプラセボ（偽薬）効果だ、クローン病と食事には何の関係もなく、『治った』のは心理上の問題だと言うのです」。

そして彼女は続けた。「私は納得できませんでした。電話を切り、キッチンで母がクリスマス用に焼いていたクッキーを2つ食べたのです。数分後、おなかの中で爆弾がさく裂したようでした。その夜、けいれんと下痢が再び襲ってきました。すぐにプログラムに戻り、以来、問題は起きていません。でもガンドリー博士、どうして私の主治医はクローン病の原因は食品だと信じてくれなかったのでしょう？なぜ彼には現実が見えないのでしょう？」。

私は彼女に、あなたの主治医も見ようとしなければ見えませんよ、と言った。第一に、レクチンを知らなければ、問題の原因などと知るべくもない。第二に、レクチンになじみがあっても、それが起こす問題を理解しているとは限らないのだ。

以下を読み続けて、私が開眼した経緯を知ってほしい。じきにあなたの目も開くだろう。さらに腸粘膜を修復し健康を回復してもらうためのツールも提供する。しかし、身体の中で起きていることの多くは、従来の方法では検知できないことをお忘れなく。もしレクチンが悪さをしているかどうかが、少なくともすぐにはわからないとしたらどうだろう？　患者の血液検査の結果は、被害の発生、レクチンやそれに類似した何かが緊密な粘膜細胞の結合を破って侵入していることを示している。だがレクチンは、いったいどうやって急に腸壁を突破できるようになったのか？　数十億年もできなかったことを。

浮上した手がかり

2年ほど前、私は頭を抱えて自院の病理部門に駆け込んだ。病理医は言った。「君は心臓外科医になる前は一般的な外科医だったんだろう？ 腸の巣を知らないのかい？」私は初耳だと答えた。彼は、腸閉塞で緊急手術が必要になった50代の女性患者の話をしてくれた。彼女の小腸はあちこちで腫脹《しゅちょう》し、ところどころ閉塞していたので、切除しなければならなかった。切除した腸を切り開いてみると、中には庭の散水ホースの縛り金具のような瘢痕《はんこん》組織の「巣」があり、それがごく小さな通り道を残して腸内をほぼふさいでいた。その医師にとって初めて見るものだった。

興味をそそられた私は、その瘢痕組織の由来を尋ねてみた。彼も知らなかったが、調査してみると、イブプロフェンやアスピリン剤などのＮＳＡＩＤｓを常用している人には良く見られるものであるとわかった。こうした一般的に市販されている鎮痛剤は、みな１９７０年代初めにアスピリンに代わる解熱剤および関節炎の薬として売り出された。アスピリンを長期にわたって飲み続けると胃粘膜を損傷するが、ＮＳＡＩＤｓはそうではないので、製薬会社はこれを奇跡の薬として売り出した。

NSAIDsはどんなカラクリで腸内に巣を作るのかと聞くと、同僚はそんなこと知らない、正体がわかっていればいいんだと言った。だが好奇心にかられた私は調査を始め、そうするうちにパンドラの箱を開け、それっきり後戻りはしなかった。手短に言えば、NSAIDsは胃カメラで目視できる胃粘膜は損傷しないが、胃カメラが届かない小腸の粘膜を傷つけるのだ。こうしてレクチンばかりかLPSsの侵入も阻んでいる腸粘膜を密かに損傷し、瘢痕組織を生み出しているのだ。

誰が犬を解き放った？

腸粘膜表面の粘液に生息する善玉菌は、フラクトオリゴ糖（FOS）と呼ばれる複雑なレジスタントスターチ（大腸に至るまで分解できないでん粉分解物の総称）を食べて繁殖する。こうした善玉菌は、粘膜細胞を刺激して活性化する。腸粘膜は外堀よろしくレクチンを捕らえ、腸壁を防御する。粘液を作れば作るほど、身体はレクチンに対して耐性を持つ。ただしNSAIDsを常用していなければ、だ。

過去半世紀の間、無害に見えるNSAIDsを大量摂取することは、実は手りゅう弾を飲み込むようなものであることを示す研究が相次いだ。こうした薬が腸内でさく裂すると、粘液に覆われた腸壁に穴があく。その結果、レクチン、LPSsそして生きた細胞が、そこを突破口に体内へとなだれ込む。異物タンパク質その他の侵入物が氾濫した状況の体内では、免疫機構が全力を尽くし、炎症と痛みを発生させる。痛みを感じると、あなたはさらにNSAIDsを飲んで悪循環を激化させ、やがて処方薬レベルの鎮痛剤まで求めるようになる。量販されている有名ブランド鎮痛剤は、言うなれば製薬業界が送り込んだゲートウェイ・ドラッグ（本来は大麻など軽い麻薬を指す。やがてヘロインのような強いドラッグ中毒へと発展する入り口の意）で、[3]これについては次章で詳述する。抗生物質、制酸剤、食料供給体制の変化さえもが、NSAIDsと同じように細菌を体内へと導いている。

NSAIDsや制酸剤を常用した結果レクチンやLPSsが腸壁を透過しやすくなると、リーキーガット症候群と通称される状態になる。私も当初、リーキーガットに苦しむのは一部の不運な人と考えていたが、今ではヒポクラテスが喝破したように、万病に通底する問題と信じている。傷に塩を塗り込むように、全粒穀物製品やその他のベイク製品——トランスグルタミナーゼ（グルタミン転移酵素。68ページ参照）のような膨張剤で作ったグルテンフリー製品を含めて——によってレクチンを摂取することも腸をすかすかにする。何世紀もの間、こうした穀物のふすまは捨てられ、全粒穀物などを食べるようになったのは比較的最近のことだ。そのあげくの問題も、比較的新しいことなのだ。

自己免疫疾患の真の原因

これから述べることは自己免疫疾患と通称されているものについて、通説を覆すものなので覚悟してほしい。クローン病、潰瘍性大腸炎、顕微鏡的大腸炎（内視鏡で視認できない大腸炎）、甲状腺機能低下症（または橋本甲状腺炎）、全身性エリテマトーデス、多発性硬化症、リウマチ性関節炎、シェーグレン症候群（ドライアイやドライマウス）、強皮症、全身性硬化症、乾癬《かんせん》、レイノー病、皮膚筋炎、線維筋痛症、変形性関節症（昔ながらの痛い関節炎）あるいは他のどんな自己免疫疾患を患っていようが、朗報がある。薬を用いずにそれらと縁が切れるのだ。私はそれを日々、目撃している。その方法はリーキーガットを治すことで、パートⅡで述べる。

現代的な研究によって、これらすべての病気は胃腸に始まり、それを治すことで治癒するという考えが正しいことが証明されている。私がこの十年間に診た患者の半分は、まったく口コミできた人々ながら、自己免疫疾患を抱えていた。そしてそれらの病気についての私の施設における厳密で膨大な研究と検査結果を通じて、私（や他の人々）は今や、すべての自己免疫疾患は、腸内、口内、皮膚上の善玉菌、悪玉菌の変化と、腸管、口内粘膜、歯茎粘膜を異物が透過可能になっていることに関わっていると信じている。

すると、どうなるのか？　既述のように、ＮＳＡＩＤｓ、抗生物質、制酸剤、ラウンドアップのような殺生物剤はすべて、腸内微生物叢や腸粘膜を変質させている。こうしてあなたの腸壁バリアは日々弱められ、レクチンの侵入を許し、それらが相まって免疫機構に攻撃を促す。まさしく分子擬態による標的誤認そのものだ。レクチンやＬＰＳｓに似た分子構造を持つ細胞や器官を、免疫細胞が攻撃してしまうのだ。

リーキーガットの悪影響はさまざまだが、始まりは密やかだ。だが腸壁の損傷によって腸の栄養吸収能力が損なわれると、血液検査でタンパク質の低値として現れる。健全な状態の腸はスポンジやふきんのように、大量のタンパク質、脂肪、糖を飽和するまで吸い込み続けられる。腸壁損傷の潜行性は、喫煙が肺のガス交換能力を密やかに奪っていき、ある日、肺気腫や慢性閉塞性肺疾患（ＣＯＰＤ）と診断されることに似ている。レクチンも同じように腸の吸収層を猛攻撃する。いずれの場合も、損傷が明らかになった時点ではもはや手遅れに見える。私はどんなに食べても栄養を吸収できずに痩せている患者をよく診ている。実際、人々が通常の老化プロセスと受け止めていることの多くは、レクチンの毒性の累積的な影響である。だがＣＯＰＤの場合と違い、この損失は回復可能なのだ！　損失を修復するには、レクチンを食べるのをやめなければならない。

共生関係

微生物叢はさまざまな重要な仕事を担っており、消化、排泄、胃腸の健康維持などはそのほんの一端である。微生物叢はあなたの健康の主な保護者でもある。それは複雑な生態系を形作り、脳や全身と連絡を絶やさず、情報をやり取りしている。[4]私たちがＳＮＳなどで連絡を密にするはるか前から、こうした微生物叢はメッセージを交換してホルモン、食欲、好みなどを操ってきたのだ。

あなたとあなたの微生物叢は生物学者が言う共生関係にある。あなたは彼らに依存し、その逆も真である。動物界にはさまざまな共生関係がある。例えば水鳥のチドリはワニの歯から食べ残しをついばむ。鳥は食べ物を得、ワニは歯磨きができてまた獲物が狩れる。ウシツツキという鳥は、アフリカの大型哺乳類の背中で暮らし、彼らに群がる厄介な虫を食べている。あなたと微生物叢の共生関係のごく一例として、けがをすると皮膚の上の微生物は侵入しようとする細菌と戦って感染を防ぎ、治癒を促してくれる。善玉菌とは、こうした共生関係にある菌である。彼らを食わせてやる見返りに、彼らに保護してもらっているのだ。

腸内細菌も腸内の環境維持に努めてくれている。環境がうまく整っていると、セロトニンのような快感ホルモンを分泌して幸せだというメッセージまで送ってくる（抗うつ薬を飲んでいるあなた、たぶんあなたの腸内細菌は少なくなっているだろう）。だがこの関係を変えてしまうと、役割は変わってしまう。善玉菌を追い出すか、悪玉菌を持ち込み、腸内は平和な界隈にギャングが入り込んだかのようになってしまう。悪玉菌はあなたのための腸内環境の整備・維持など目もくれようとしない。自分のことしか考えないのだ。さらには古き良き住人が培った脳との連絡機構を乗っ取り、自分が必要とする食べ物をほしがらせる信号を送り出す。すなわち糖、ジャンクフード、ファストフードなどだ。あなたがいつも疲れ、病んだようで、肥満であるのは自分のせいではなく、この乗っ取りが原因のひとつだ。

通常は、この複雑なシステムのおかげで、さまざまな共生者や微生物叢の細胞は連絡し、共存できている。意外だろうが、こうした単細胞生物（あるいはどんな多細胞生物でも）は知的な生き物なのだ。良き住人を入居させ、環境を整えてやれば、共存共栄できる。だが悪者に乗っ取られると、あなたも乗っ取られてしまうのだ。信じ難いが、「彼ら」はあなたをおおむねコントロールしているのだ。そしてほんの50年の間にさまざまな劇的な変化があり、身体と微生物叢の正常な連絡機構が乱されることが増えている。

次章では、7つの致死的なかく乱要因と呼ぶものを紹介する。それは、腸の異常をもたらすと同時に、レクチン、LPSs、その他の異物侵入者を体内に送り込んでいる。身体の奥底から、どうもおかしいと思うのはそのためだ。

脳腸間の連絡機構

交感神経系とも言われる迷走神経は、脳から腸まで続く最大の神経系で、体内のさまざまな臓器への命令を中継している。最近、衝撃的な研究が相次ぎ、レクチンは血流を介してだけではなく、驚いたことに腸から迷走神経をさかのぼるルートも使って脳へと達していることが示された。[5] 脳から心臓、肺、腹腔器官へと延びる神経線維に比べて、腸から脳へとさかのぼる神経線維は9倍も多いことがわかっている。実際、腸には脊髄全体よりも多くの神経が走っている。腸はまさしく第二の脳であり、微生物叢にコントロールされているのだ。私をはじめ多くの医師が医学部で習ったのと違い、迷走神経は腸から脳への神経伝達のためにあるのであり、その逆ではない。私は患者に、直観（英語では「腸の本能」と書く）は正しいと教えている。

揺らぐ勢力均衡

善玉菌が優勢なら体調は良いはずだが、悪玉菌の天下になると諸問題が噴出する。均整の取れた微生物叢を養うことは、健康を取り戻し、病気を予防するために不可欠だ。善玉菌に彼らの繁栄に必要なものをやり、一方で悪玉菌のごちそうである糖や他の食物を取り上げなければならない。人をもてなす時は自分だけではなく客人にも食べさせなければならないように、微生物叢も養わなければならない。

多くの善意の健康専門家たちがプロバイオティクス〔乳酸菌、ビフィズス菌など〕や発酵食品を食べろと勧めている。だがそれだけではダメだ。いくら良い善玉菌を持っていても、鎮痛剤や制酸剤を飲み、レクチンを食べてしまうと、腸壁は壊され、核のメルトダウンが始まってしまう。

これまで半世紀に起きた食料供給の変化、市販薬や処方薬の普及、いつの間にか進む環境要因の変化のために、古代から続くあなたの微生物叢は破壊され、悪玉菌らをはびこらせている。(6) 自分のホロビオームをどれだけ意識していようが、事実、それは乱されている。そしてあなたが他の多くの人々と同様に完全な健康を謳歌できていない理由は、さまざまな環境誘因と共に微生物叢が変わってしまったからだ。肥満の人もおそらくこの状態だろう。共生どころか、微生物叢は貴重な情報を伝えられなくなっており、さらには誤った情報をもたらしさえする。あたかもウイルスがコンピュータを汚染し、勝手なデータを書き込んでシステムを脆弱にするように。

SUCCESS STORY

体重45kgの虚弱少年がチャンピオンへ

痩せっぽちのマイケル・Vは13歳の時に、両親に私の元へと連れてこられた。父はレスリングのコーチだったが、マイケルは骨皮筋右衛門で、明らかに助けが必要だった。慢性的な扁桃腺炎のために人生の大半は抗生物質を飲んで過ごしてきたためクローン病で、私に助けを求めてきたのだ。クローン病のために処方されていた免疫抑制剤は効かず、下痢と血便という犠牲を伴うばかりだった。

マイケルの意志は固く、ティーンエイジャーなら誰でも好む食べ物をやめることも嫌がらなかった。さっそく、食べ物からレクチンを排除し、傷んだ腸壁を修復するために大量のビタミンD3、プリバイオティクス、プロバイオティクスを用いた。

少年にとって楽なプログラムではなかったが、ズルをすると結果は腸にてきめんに現れるので、かえって続けやすかった。仲間の誘惑よりも体調の大切さが勝った。面会するたびに、各種の免疫抑制剤を少しずつ減らしていった。そのころには彼も高校に進学し、レスリング部に入っていた。

昨年彼は、父を伴って私のオフィスにやってきた。父は地元紙のスポーツ欄を持参していた。それはマイケルを取り上げたもので、5年前は虚弱児として見向きもされなかったのに、カリフォルニア州レスリング・チャンピオンシップの地区優勝まで果たすようになったことが報じられていた。今では頑強でハンサムな青年になり、スポーツ奨学金を得て大学に進学している。

腸敵に反撃

次の章では、レクチンをはじめとする腸内破壊者に突破口を開く、7つの致死的なかく乱要因の見極め方とその排除法を学ぶ。こうしたかく乱要因は、あなたとあなたの腸内微生物叢を落とし入れる上で大きな役割を担い、あなたを操っている。食べ物、飲み物、化粧品類、洗剤だけでなく、食品容器さえをも通じて、あなたとあなたの微生物叢を操っているのだ。これらすべてが、この半世紀ほどの間、私たちを（あるいは私たちの両親をも）変えている。いずれも微細で目に見えず、検知不能である。そしてレクチンに腸壁を突破させ、自己免疫疾患とホルモン異常で苦しめているのだ。

後述するように、適切な食事とある種のサプリメントが腸の保護と修復戦略のカギを握っている。もちろん食事療法は有効だが、ある種のライフスタイルの変更も同じほど大切だ。

4

Know Thy Enemy:
The Seven
Deadly Disruptors

第4章 敵を知る——7つの致死的なかく乱要因

おそらく、こんな悪名高い実験を耳にしたことがあるだろう。熱湯にカエルを放り込むとカエルはすぐに飛び出す。だがカエルをぬるま湯に入れ、ゆっくりと温度を上げていくと、茹でガエルになるまでじっとしているのだ。違いは温度変化があまりにもゆっくりなので、カエルの温度感受器官が変化を感知できないことだ。

このカエルと同じく、人の体内の変化も非常に微妙なので、ほとんど感知できない。あなたをそっくり変えてしまう一大事は、ごくささいなことから始まっているのだ。身体に小さな負の変化があるたびに健康は衰え、するとよりいっそう不健康な食品をほしがり、薬や医療を必要とするようになる。私たちはこうした製品やサービスに依存するようになっており、一見すると健康や生活水準を改善しているようで、その実、病み、死期を早めている。足元では手厚く公的保護をされている健康保険制度が崩壊しつつあり、増える一方の患者はそれに拍車をかけている。

長寿だが健康にあらず

この数十年に社会全体の健康状態は大きく改善しているという誤解がある（もしそうなら、米国人はどうしてこんなに太っているのか？）。こうした考えの出元は主に、過去半世紀の間、平均余命〔ある年齢の人々がその後何年生きられるかという期待値のこと〕が大きく伸びてきたことにある。1960年、米国人男性の平均余命は66・4歳だったが、2013年にはそっくり10年も伸びている。[1] 女性の場合は、それぞれ73・1歳と81・1歳である。だが理解すべきは、過去半世紀に平均余命が劇的に伸びているように見えるのは、近年、主に乳幼児と子供に影響する感染症のまん延が激減しているためだ。ワクチンは今や子供たちを、はしか、風疹、おたふく風邪、ジフテリア、腸チフス、しょう紅熱、百日咳、インフルエンザなど、さまざまな感染症の流行から保護している。抗生物質は、かつてなら瀕死とされた人々を数百万人単位で救っている。乳幼児死亡率も劇的に下がり、これはパーソナルケアと分娩法の改善に負うところが大きい。1935年、新生児の5・6％は生後の1年間を生き延びることができなかった。2006年、この数は0・6％に減っている。[2] もっとも黒人の乳幼児は白人の乳幼児に比べて、ずっと病気

にかかりやすい。何より米国は、他の豊かな先進国に比べて今も乳幼児死亡率で26番目に甘んじている。(3)

もちろんどんな社会でも平均余命は重要な指標だが、私が健康寿命と呼ぶものも同様に大切だ。私たちはより長く生きるようになったのはともかく、より良く生きられるようになっているのか？　今日では、晩年の大半は健康状態が衰える一方になっている。「現代の50歳は昔の40歳」などという希望的な言い分に反して、全体として現代の米国人は、今の私たちの年齢だったころの両親に比べて、健康状態ではるかに劣っている。新たな研究で、健康はおよそ50歳から衰え始めると判明したが、これはかつて考えられていたよりもはるかに早い。(4)だが、あなたが幸運にも「坑道のカナリア」でないのなら、おそらくこの衰えに無自覚だろう。また私たちは今や、ずっと多くの薬を飲むようになっており、私の患者の場合は初診時に平均して7種類だ。こんな暮らしがあって良いのか？　より良い考えがある。相当の長寿までピンピン元気で死ぬのだ。あるいは中国のホロビオーム研究者リピン・チャオの言葉を借りると、「正しく食べ、健康体型を保つ。長く生き、コロリと死ぬ」これが大方の望みだろう。

米国人を世界と比べてみるとどうか？　世界的に見ると、米国は平均余命でもあまり振るわず35位。対照的に日本は2位だ。面白いことがある。米国人は平均してヘルスケアに年額8300ドルを投じている一方で、食費はたった2200ドルしか使っていない。日本人の場合、それぞれ3300ドルと3200ドルだ。(5) 私たちの優先順位はどうなっているのか？

この半世紀、人工的に、そして効率よく、一連の医療法、投薬、治療で平均余命を伸ばしてきた。認知症患者は適切な治療を受ければ数十年も生きられる。だがそれは良い人生か？ 心臓外科医として私も数千人もの患者の余命延長に携わってきた。私が発明した器具は手術をより安全にし、そのおかげで患者の余命は何年も伸びた。一方、2型糖尿病その他の深刻な健康問題も、やはり驚異的に増えている。増えゆく老人たちの老齢期間は大きく伸びており、彼らにとっての医療費負担も膨大に膨れ上がっている。断っておくが、私は医療介入によって救命が期待できる場合にも人々を死なせろと主張しているわけではない。質の高い人生と存命期間とは区別する者だ。

もう一つ誤解を解いておきたい。いつの時代も、多くの人々を殺した病気を運よく逃れ、90歳以上までの天寿を全うした人々がいる。証拠が見たければ、独立13州（米合衆国発祥の地）の教会付属墓地に行き、墓碑銘を読んでみると良い。

SUCCESS STORY

「健康的」のウソ

私の元にやってきた時、76歳のジェニファー・Uは慢性関節リウマチを患い、炎症マーカーも高かったが、プラントパラドックスプログラムで正常値に戻った。胸をなでおろした矢先、彼女は全粒穀物をたっぷりと含む（一斤当たり21種類もの穀物！）健康的とされるパンを食べた。すぐさま慢性関節リウマチがぶり返し、去ったはずの痛みを再び味わう羽目になった。健康的とされるこの有名ブランドの食品を一切やめさせると各種マーカーが正常に戻ったことは言うまでもない。

続く7つのかく乱要因が相まって健康を台なしにし、太らせている。それらは食品、飲み物、薬だけでなく、食品容器さえをも通じてあなたを操っているのだ。それがあなたを嫌でも太らせ、何をやっても痩せられなくしているのだ。

かく乱要因①　広範囲抗菌スペクトル性抗生物質

この50〜60年、私たちの文化は健康や病気予防について目覚ましい業績を上げてきた。だが医療の進歩は、プラントパラドックスにも似て、諸刃の剣だ。医療の進歩は植物同様、人を生かすが、同時に殺しもする。そうした医療の進歩の好例が、さまざまな抗生物質で、当初は奇跡の薬と思われていた。1960年代後半から1970年代初頭にかけて開発されたさまざまな抗生物質は、複数の系統の細菌をまとめて殺菌できる（今日使われている抗生剤の大半はこのタイプ）。実際、それらは肺炎や敗血症などの病気から多くの人を救い、これからも救うだろう。

だが、こうした広範囲抗菌スペクトル性抗生物質は、手当たり次第に無差別爆撃を仕掛けるようなものだ。医師らは抗生物質の効き目に魅せられたあまり、今日でさえ、おそらくは抗生物質が効かないウイルスが原因と察しがついていても抗生物質に頼ってしまう。

さらに、それが自分自身に対する爆撃であることにも気がついていない。各種の有名ブランド抗生物質を尿路感染症対策で用いるたびに、腸管内の細菌叢をあらかた殺している。驚くなかれ、それが回復するまで2年はかかる。加えて、子供が抗生物質を服用するたびに、将来クローン病、糖尿病、肥満、喘息などを発症する可能性が高まる。(6)

今日では細菌についての理解も進み、かつて悪玉と考えられていたさまざまな菌が善玉菌とされるようになった。あなたのホロビオームは、いわば成熟した熱帯雨林のようなもの。そこには非常に複雑な生態系があり、ある生き物が他の数種の生き物の生存を支えている。さてパーム油のプランテーションを作るために、その熱帯雨林を焼き払ったとしよう。枯れ葉剤も無思慮にまき散らされた。仮に大急ぎですべての種を植えつけたとしても――人々がプロバイオティクスで整腸するように――、元の成熟した熱帯雨林が数週間で回復するだろうか？さらに、熱帯雨林が回復しかけるたびに、のど風邪の咳が厄介だからとまた別の抗生物質を飲んで焼き畑をしたら？　誤解しないでほしいが、標的を絞った抗生物質は救命に役立つ。だが致死的な感染症の場合でもなければ、広範囲抗菌スペクトル性抗生物質はごく慎重に使用するべきだ。

そして抗生物質は、処方薬だけではない。ほぼすべての米国産鶏肉や牛肉に、ペトリ皿（シャーレ）の細菌を殺せるだけの抗生物質が含まれている。それが腸内の善玉菌を殺していることは疑う余地がない。最近まで、米国ではオーガニックの放し飼い鶏にヒ素を与えて肉色を「健康的」なピンクにすることは完全に合法だった。ヒ素って毒じゃないのかって？ その通りだ。ヒ素は毒であり抗生物質であると同時に、エストロゲンの働きを模倣するホルモンかく乱剤でもある。しかしメリーランド州で鶏のえさにヒ素を添加することを禁止する法案が審議された際には、ヒ素メーカーのモンサント社が上院議員に気前の良い献金攻勢をかけて廃案にさせた。(7) この法案は後に成立し、アメリカ食品医薬品局（ＦＤＡ）は２０１３年、４種のヒ素のうち３種の使用を全米で禁止したが、(8) ４種類目のニタルソンの使用は禁止を免れた。本書が刊行されるころ〔原書は２０１７年４月刊行〕には、ＦＤＡはついにこれも禁止する運びだ。加えて鶏のえさにはトウモロコシと大豆が共に含まれており、いずれもエストロゲンのように働く物質を含んでいる。最終的に、「健康的」と言われている鶏の胸肉が、避妊ピル一錠分ものエストロゲン類似物質を含むことになるのだ！

耐性獲得の危険

私が医学生だった1970年代、結腸で見つかったクロストリジウム・ディフィシルという比較的ささいな菌が、突如多くの人々を殺し始めた。理由は、広範囲抗菌スペクトル性抗生物質の普及のおかげで、善玉菌類を含む腸管の微生物叢がそっくり死んでしまったことである。クロストリジウム・ディフィシルは腸を乗っ取ってしまったのだ。無差別爆撃の結末として、予想できたはずのことだった。実際、現在でもスーパーバグと呼ばれる細菌は広範囲抗菌スペクトル性抗生物質に耐性を持ち、一部の人にとっては命取りになる。感染症が流行した際に、こうした耐性菌が広まっていると、大変な結果になりかねない。

最近では、抗菌剤バイトリル（シプロの姉妹薬）を家禽の大腸菌感染予防や呼吸器疾患絡みの感染予防に用いることが、シプロの人間向け投与の有効性を弱めることがわかっている。[9] FDAも人間向けの薬剤耐性は厄介な問題と認めている。だが七面鳥農家は感染した一羽の七面鳥だけに抗生物質を与えるのではない。鶏舎全体への給水に抗生剤を混ぜるのだ。さらに問題は、フルオロキノロンと総称される強力な薬剤に属するバイトリルにとどまらない。

FDA、医師、消費者団体は家禽へのバイトリルの大量投与が、人間のサルモネラ菌、カンピロバクターその他の食中毒（さらには炭疽菌感染）の治療薬であるシプロへの耐性を強めかねないことを心配している。不十分な処理や調理で汚染された肉を食べて食中毒になった人間に対し、シプロによる治療が有効ではなくなる可能性があるのだ。実際、私の病院の泌尿器科チームの調べによると、尿路感染を起こした女性の少なくとも50％はシプロ耐性菌を持っている。

広範囲抗菌スペクトル性抗生物質は豚、鶏、その他の家畜をより早く成長させ、太らせている。動物にそうした影響があるのなら、人間にもそうであることに不思議はない。驚くなかれ妊婦が飲んだ抗生剤が胎児を将来太らせることもある。子供に抗生物質を一度与えると、肥満になるかもしれないのだ。抗生物質は免疫系とコミュニケーションを取る腸内菌叢を変えてしまうことで、私たちの身体を戦闘態勢にする。免疫細胞が、侵入者との戦いに備えてできる限り脂肪を蓄えようとするのだ。そして精肉や牛乳に残留した抗生物質は、広範囲抗菌スペクトル性抗生物質を飲んでいる人間に大きな影響を及ぼすのだ。

SUCCESS STORY

抗生物質が原因のクローン病

71歳のサラ・Yは1カ月半もの間、しつこくぶり返す尿路感染に対して何度も抗生物質を与えられていた。やがて彼女は鋭い腹痛に襲われ、次いで血便の下痢と激しい関節痛、そして関節炎を起こした。それまで胃腸に既往症はなかったにもかかわらず、結腸ファイバースコープ検査でクローン病が発見された。その時点で、主治医はそれまでの問題を関連付けることなく、サラをリウマチ専門医に紹介し、その医師は免疫抑制剤による治療を勧めた（こうした薬の広告をテレビで日常的に目にする）。幸いにも、サラは薬剤治療を拒み、私に助けを求めてきた。彼女の食事からレクチンを排除し、プラントパラドックスプログラムによって腸内の「熱帯雨林」を再生すると、半年で回復した。

かく乱要因② 非ステロイド性抗炎症薬（ＮＳＡＩＤｓ）

製薬業界ではより強力な鎮痛薬への「ゲートウェイ・ドラッグ」として知られるイブプロフェン、ナプロキセンなどさまざまなＮＳＡＩＤｓは、１９７０年代初めに、胃粘膜を傷めるアスピリンに代わる薬として売り出された。だが今ではＮＳＡＩＤｓが小腸と結腸の粘膜を損傷することがわかっており、こうなるとレクチン、リポ多糖（ＬＰＳｓ）他の異物が腸管を突破し、体内を戦争状態にしてしまう。その証拠は痛みを伴う炎症の激化で、強く痛むと、ますますＮＳＡＩＤｓを多用するようになる。

なぜこんなことが知られていないのか？　実際、製薬業界は販売当初から知っていたが、[10]胃カメラは小腸や結腸まで届かないので、私たち医師はそこで起きていることを目視できなかった。カメラピル（錠剤のように飲み込んで胃腸管内を見る装置）ができてやっとわかるようになった時には、ＮＳＡＩＤｓはすでに普及していた。ＮＳＡＩＤｓに腸管を破壊されて巨大な瘢痕組織「腸の巣」ができた気の毒な女性の話を思い出してほしい。ＬＰＳｓが侵入するほどよりＮＳＡＩＤｓを多用し、するともっと痛むのでさらにＮＳＡＩＤｓを多用し、あげくにより強力な処方薬に手を伸ばす――この悪循環の過程を通じて異物がどんどん腸壁から侵入するのだ。ＮＳＡＩＤｓは製薬業界の最大の収入源であると同時に、医療界の最大の脅威でもある。だから、市販の鎮痛剤を1錠飲むことは、手りゅう弾を1つ飲み下すのと同じ、と心得てほしい。それだけではない。イブプロフェンやナプロキセンを主成分とする今日の有名ブランドの前駆薬（プロドラッグ）は、１９７０年代に発売された時にはあまりにも危険なので処方薬としてしか認められなかったことを。

SUCCESS STORY

コロラドからきた学生

エミリー・Ｊはコロラド在住でロッククライミングが大好きな大学生だが、半年前に足首を痛めていた。整形外科医は鎮痛剤を大量投与して治療したが、治療を始めて1カ月ほどすると、エミリーは腕と足が青ざめていることに気づき、寒くなるにつれて問題が激化することにも気がついた。レイノー症候群として知られるこの問題は、現在では自己免疫疾患と考えられている。やがてエミリーはペンさえ握れなくなり、大学を休学する羽目になった。暖かい気候なら良くなるかと考えた彼女は、パームスプリングスの祖母宅を冬場の避寒地にした。それでも良くならないので地元のヨガ指導者とマッサージ・セラピストを訪ね、彼の紹介で私の元へきた。初診の際、エミリーの腕は冷たく、青くなっていた。これまでの経緯を問診した結果、彼女の腸壁は整形外科医が投与したＮＳＡＩＤｓによって破壊されており、レクチンやＬＰＳｓが体内に侵入していることを確信した。血液検査もこの見立てを裏付けており、毎日大量に取っているはずのビタミンＤが低値であることもその証拠だった。プラントパラドックスプログラムを始め、手始めにプロバイオティクスとプリバイオティクスを投与し、ビタミンＤの血中濃度を１００ng／mℓにした。２週間後、彼女の手足は肌色を取り戻し、６週間ですっかり正常になった。エミリーはコロラドに戻って復学し快調である。

かく乱要因③　制酸剤（胃散）

広く出回っている胃散類（胃酸の分泌を抑える薬）は、絶対に飲んではならない。これらの薬の大半はプロトンポンプ阻害薬（ＰＰＩ）という胃酸の分泌を抑えるものだ。だが胃酸は、あるべき場所にある限り重要な役割を果たす。

胃酸は強酸なので、胃の中で生息できるのはほんの数種類の重要な細菌だけだ。あなたが飲み込んでしまった多くの悪玉菌は、胃を生きてすり抜けられない（高価なプロバイオティクスの細菌も胞子になっているか腸溶性のコーティングをされていない限り、生きて胃を通過できない）。このため細菌が生息できるのは通常、大腸に限られており、これは酸勾配《さんこうばい》という仕組みによる。胃から出た内容物が先に進むにつれて、胆汁やすい臓からのアルカリ性の分泌液で中和されて酸性度が弱められていき、結腸に達したあたりで細菌が生息できる程度にまで十分に薄くなるのだ。腸内細菌の大半が集中する結腸の細菌叢は、その大半が嫌気性《けんきせい》で弱酸性の環境を好む。

もし悪玉菌を「殺す」胃酸がなければ、病原性の細菌は過剰に繁殖し、通常の細菌叢を変えてしまう。それどころか、胃酸がないと、結腸以下にいるべき悪玉菌も善玉菌もこぞって消化管をさかのぼり、本来いてはならない小腸に入り込む。そこでこれら細菌は腸バリアを乱してリーキーガットにするか、小腸内細菌異常増殖（SIBO）という状態にする。小腸に菌が入り込んでしまうと、細菌の細胞壁のかけらであるLPSsやレクチンは簡単に循環器系に入り込むことができる。すると免疫系が刺激され、次々に侵入してくるLPSsやレクチンと戦おうとして炎症が起きる。さらに白血球が敵と戦うためのエネルギー源として脂肪をため込もうとするため、身体が太る。

PPIの服用は胃酸の正常な働きを阻害するだけではない。全身の全細胞でエネルギーを生み出しているミトコンドリアの働きも、そのプロトンポンプを阻害して妨げてしまうのだ。あろうことか、ＰＰＩは血液脳関門をもすり抜けて脳細胞のミトコンドリアさえも汚染してしまう。ある研究では、75歳以上のＰＰＩ服用者7万４０００人を対象に調べたところ、服用していない人に比べて認知症の発症率が44％高いことがわかっている。[11] 他の複数の研究でも、同じ理由でＰＰＩと慢性腎炎の関わりが指摘されている。[12] 私たちはペパロニのピザをもう一切れ食べたいばかりに、エネルギーを生み出してくれる全身の細胞器官を組織的に汚損しているのだ。こうしたリスクがあるからこそ、ＰＰＩは市販薬も処方薬も、２週間以上の連続服用をしないことと注意書きされている。にもかかわらず、こうした薬を2年以上も常用したあげく深刻な健康被害を抱えている人は数多い。１９８０年代にこうした制酸剤（胃散）が導入された時、あまりに危険なので処方薬としてしか認められなかった。どこかで聞いたような話だなって？

こうした制酸剤を服用すると、通常なら胃酸で死滅するので免疫系にとってまったくなじみのない腸内細菌が旧来の細菌叢に成り代わる。制酸剤を服用している人は、していない人に比べて、こうした新手の病原菌のために肺炎の発症率が3倍も高い。[13] 加えて、制酸剤はタンパク質の消化も不十分にする。レクチンはタンパク質なので、制酸剤を飲むとレクチンの体内侵入をよりいっそう促すのだ。

最後に、胃酸は食品に含まれるタンパク質をアミノ酸に分解して、腸から吸収するために必要なので、今ではタンパク質不足の高齢者という新人種が生まれている。タンパク質の摂取が足りないのではなく、タンパク質を消化するための胃酸が足りないからだ。タンパク質が消化吸収できないとサルコペニアと呼ばれる身体機能の低下状態になり、これは高齢者の健康上の脅威の1つだ。実際、患者の大半は年齢と入院理由を問わず、非常にタンパク質水準が低い。タンパク質を十分に食べていないからではなく——後に説明するがむしろ食べ過ぎている——PPIの常用のせいでタンパク質を吸収可能なアミノ酸分子に分解できないためだ。

SUCCESS STORY

消えた前がん症状

エレナ・J（66歳）は、ひどい胸やけに苦しんで半生を送ってきた。私の診断を受ける数年前、主治医だった消化器医は食道の内視鏡定期検査をし、生検検体をいくつか取った結果、食道下部に前がん症状〔がん発生の危険が高い状態〕であるバレット食道を確認した。倍量のPPI投与で治療されたが、薬を飲めば飲むほど症状は重くなり、腹痛も続いた。私のところにきた時、エレナの血液検査の結果は、典型的なレクチン不寛容と低タンパク質値を示していた。胃酸が出ないので、タンパク質が分解できないのだ。私はプラントパラドックスプログラムへの切り替えを勧め、すぐにPPIの服用をやめさせた。「消化器専門医の意見とバレット食道はどうするのです?」とエレナは言ったが、心胸郭専門医として食道は日常的に診ているし関連問題もすべて扱えるので心配いらないと安心させた。プログラムを始めるとすぐに、胸やけと胃痛が収まり、彼女は驚いていた。半年もすると、血中タンパク質値は平常に戻った。1年後、主治医による食道内視鏡定期検査の結果、バレット食道は解消し、検体検査の結果も陰性だった。「PPIを2種類、服用して良かったでしょう?」と主治医が言うので、彼女はていねいにうなずいておいたが、それ以来彼の元を受診していない。どうして本当のことを言わなかったのかと聞くと、彼女はため息交じりに言った。「言えば真に受けたと思う?」その通りだった。だがあなたなら信じるだろう!

トロイの木馬

私は危険なかく乱要因を「トロイの木馬」と呼んでいる。ちょうど問題多いレクチンがたくさんの食品に忍び込んでいるように、密かに潜入する敵だからだ。プラントパラドックスプログラムでは食生活を変えることと同じほど、トロイの木馬を含む製品の排除も重視する。広範囲抗菌スペクトル性抗生物質を飲まない(もちろん主治医の同意を得て)ばかりか、危険なかく乱物質を含む製品を排し、中立的なもので代用することだ。以下のリストを見てほしい。

●鎮痛剤　イブプロフェン製剤全般を含むNSAIDs
○優しい代用薬　ボスウェリアやセイヨウシロヤナギの樹皮
●制酸剤(胃散)　PPI類

○優しい代用薬	炭酸カルシウム類、重曹など
●睡眠導入剤	市販ブランド全般
○優しい代用薬	持続性メラトニンを就寝前に3〜6㎎

かく乱要因④　人工甘味料

スクラロース、サッカリン、アスパルテームその他の非栄養人工甘味料は腸内のホロビオームを変えてしまい、善玉菌を殺す一方で悪玉菌を過剰繁殖させる。デューク大学の研究では、スプレンダ（スクラロース）をわずか一包飲んだだけで通常の小腸内細菌叢の50％が死滅してしまった！[14] 繰り返しになるが、悪玉菌が増えると、防衛機構が兵糧をため込もうとするので脂肪が蓄積する。皮肉なことに、体重を減らすための商品が、まさにその真逆の働きをするのである。

かつて甘味は夏の熟した果物や時折手に入るハチミツくらいしかなかった。そのため甘い食べ物は、実際の季節がどうあれ、今は夏だから冬に備えて脂肪をため込めと身体に間違った指示をする。私たちは今や、果物や天然および人工の甘味料を含むスイーツ類を食べ続けることでまさに常夏の世界に生きているのだ。実際、甘味を感じる味蕾《みらい》は舌表面の三分の二を占めており、それは高カロリーの果物やハチミツが手に入る時期にそれらを食べることを見逃さないためだった。味蕾は実際に糖を味わっているのではない。糖（あるいは他のいかなる甘味料でも）の分子が味蕾の受容体に結着すると、「甘く」感じるのだ。舌から伸びる神経はこの「甘さ」の情報を報酬系の中心である脳の快感受容体へと伝える。するとそれは、もっと食べろという指示を出す。手に入るうちに高カロリーの糖をできるだけ食べておけば、食料の少ない冬場を持ちこたえられるからだ。

甘いが砂糖にあらず

さて、ノーカロリーの人工甘味料や果ては天然の甘味料（ステビアなど）の問題に移ろう。身体は、こうしたカロリーフリーの甘味料と砂糖をはじめとするカロリー源の甘さを区別できない。カロリーフリーの甘味料の分子構造（パターン）は味蕾上の糖と結着する受容体にぴったり収まり、本物の糖と同じ信号を出させるのだ。こうして本物の糖のカロリー（グルコース）が血流に入らず脳のグルコース受容体に感知されないと、脳は混乱する。味覚からは糖を食べているはずなのに、血糖値が上がらないので、ますます甘いものを求めるようになるのだ。私がかつて日に8本ものダイエットコークを手放せず、30kg以上も過体重になっていたのはこのためだ。非栄養甘味料は体重を減らしたり維持したりするどころか、むしろ体重増の元凶とする研究結果は相次いでいる。

体内時計を聞け

甘味（非栄養甘味料も含む）は内分泌かく乱物質であり、体内時計の概日リズムを狂わせてしまい、これがさらなる体重増を招く。どうしてか？　ヒトの全細胞は概日リズムに従って働いており、このリズムをつかさどる時計遺伝子まである。タイムゾーンを横断して旅行すると時差ボケになるが、その原因は概日リズムが乱されることだ。ほぼ全身が概日リズムに従って働いているのだ。ホロビオームさえ概日リズムを持っている。24時間時計があるように、概月リズムもある（驚くなかれ、無茶をして救急病院に運び込まれる患者は概月リズムに沿って増減する）し、季節時計もある。こうした季節時計は日の長さだけでなく、季節ごとの食料の供給具合にもよってもコントロールされている。降雨量や気温にかかわらず、昔は冬には食料は少なく、夏には多かった。だから一年中甘いものを食べていると、それが天然の糖であっても古来のリズムを乱すことになり、どんどん太っていく。後述するが、果物が年中手に入ることは肥満増悪《ぞうあく》最大の理由の1つである。

人工甘味料という「トロイの木馬」

●敵　あらゆる人工甘味料、とりわけサッカリン、アスパルテーム、アセスルファムK、スクラロース、ネオテームなど。またこうした甘味料を含むあらゆる清涼飲料水やスポーツドリンク類、健康バー、プロテインバーなどは取るべきではない。コーンシロップ、アガベ（リュウゼツラン）シロップ、純粋なサトウキビ由来の砂糖も含めていかなる糖類も取るべきではない。こうした甘味料を含むいかなる加工食品も同様である。

○味方　ステビア、チコリの根から作った甘味料、糖アルコール、ヤーコンシロップ、イヌリンなど。いずれも適量にすること。特に糖アルコールは取り過ぎるとガス腹や下痢の原因になる。

※いかなる甘味料、ステビアでさえもがインスリン反応を刺激し、もっと甘味がほしくなることは前述の通り。

かく乱要因⑤　内分泌かく乱物質

ホルモンかく乱物質とも呼ばれるこうした低用量のエストロゲン類似の物質にはさまざまな種類があり、大半のプラスチック類に含まれる化学物質、香料、保存料、日焼け止め、果てはレジのレシート紙に至るまでの製品に使われている。ジクロロジフェニルジクロロエチレン（DDE）はその1つで、これはジクロロジフェニルトリクロロエタン（別名DDT）の代謝産物である。他に殺虫剤のリンデンやポリ塩化ビフェニル（PCB）などもそうだ。[15] いずれもが日常的に私たちのホルモン代謝を乱している。内分泌学会による内分泌かく乱物質についての声明の第二項では、こうした強力なエージェントにさらされると、人間も実験動物（果てはその子孫さえ）も一様にさまざまな影響を受け、中には何年も潜伏してから発症するものもある。[16] 諸問題には、次のようなものがある。

- ●肥満、糖尿病、その他の代謝疾患
- ●男女ともに生殖関連の問題
- ●女性のホルモン感受性がん

- 前立腺異常
- 甲状腺異常
- 脳および神経内分泌系の発育不全

危険な保存料

こうした化合物の多くは保存料や安定剤として使われている。代表的な例がジブチルヒドロキシトルエン（ＢＨＴ）で、加工食品に用いられ、それには全粒穀物も含まれる。一見すると「健康的」な全粒穀物粉は、かつてなら精白によって除外されていたオメガ6脂肪酸を含むので、ＢＨＴなどの安定剤で酸化による劣化を防いでいる。ビスフェノールＡ（ＢＰＡ）は軽量なプラスチック製のボトルに強度と熱耐性を持たせるために用いられている他、大半の缶飲料の内張りとして缶の腐食防止と中身の鮮度保全に使われ、果ては赤ん坊のおしゃぶり[17]にさえ入っている。化粧品や日焼け止めに含まれるパラベンも同様の目的で使われている。メチルパラベンはエストロゲンのような化合物で、主要なアレルゲン（アレルギー抗原）であり、汎用容器に入った薬溶液の保存剤に用いられている。歯科医で打たれた局所麻酔薬ノボカインでアレルギーになったと思うなら、おそらくメチルパラベンが真因だ。

最近の研究で明かされつつあるのは、合成保存料ターシャリー・ブチルヒドロキノン（tBHQ）が、増加しつつある食品アレルギーの原因の1つではないか[18]ということだ。この添加剤はさまざまな加工食品に用いられており、パン、ワッフル、クラッカーなどのベイク製品、さらにはナッツ類や調理油にまで用途は及んでいる。tBHQを含んでいても、原材料欄に記載する必要はない。tBHQを摂取すると免疫系のカギを握るT細胞が刺激され、その結果放出される各種タンパク質が、小麦、牛乳、卵、ナッツ、甲殻類などに対するアレルギー反応を引き起こすようだ。T細胞は通常ならサイトカインを分泌して身体を外敵侵入から守っているが、tBHQはこの働きを抑制する。

あなたもおそらく、手の消毒液、薬用石鹸、デオドラント剤、練り歯磨き、その他無数のパーソナルケア製品に用いられているトリクロサンのような殺菌剤が、口内、腸内、皮膚の上に棲んでいる善玉菌まで殺していることは知っているだろう。だがそれがエストロゲンのような働きをし、さらには腸内菌叢を変えることによって肥満を促していることまでは知らないのではないか。人には、口の中も含めてあるべき場所にあるべき菌があるべきなのだ。口内の善玉菌は息に含まれる化合物を分解して強力な物質にし、それが血管を拡張させて正常な血圧の維持に役立つ。だから「ミントのような爽やかな息」にするマウスウォッシュを使うと口内細菌が殺され、血圧が急上昇してしまう。[19] マウスウォッシュを使っていて降圧剤を飲む必要があると言われているなら、マウスウォッシュは今すぐやめなさい。手の消毒液や練り歯磨きに使われているトリクロサンも膀胱がんを促し、前がん状態の細胞を増殖させることがわかっている。今度スーパーマーケットに行く時には、これらの売り場は敬遠しておくことだ。それで万事丸く収まる。あなたの腸内細菌も含めて。

ビタミンD不足

日焼け止めはビタミンDの吸収を阻む。さらにこれまで論じたすべての化合物は、日焼け止めに入っていようと他の製品だろうと、肝臓がこの重要なビタミンを活性化させる力を抑制してしまう。こうなると、外敵の侵入を保護している腸管組織の細胞の新陳代謝が損なわれ、レクチンやLPSsその他の異物がさらに体内に侵入しやすくなる。前立腺がんの患者のビタミンD値は非常に低い。私は温暖な南カリフォルニアで診療にあたっているが、患者の80%近くは血液検査をするとビタミンD低値を示す。リーキーガットや自己免疫疾患の患者では全員がそうだ。ビタミンDが不足し、腸壁を攻撃され続け、レクチンやLPSsを退けるための補修もままならないと、身体は常時戦闘状態になってしまう。それだけに肥満の患者の全員がビタミンD不足であることに不思議はない。[20] ビタミンD不足は骨の新生も妨げるので、骨粗しょう症につながる。私は骨量減少と骨粗しょう症を患う痩せた女性患者を診ているが、やはり初診時はビタミンD不足だった。

脂肪蓄積ホルモン

大半のホルモンかく乱物質はエストロゲンのような働きをする。エストロゲンの主な働きは、来るべき妊娠に備えて細胞に脂肪を蓄えさせることである。今や、年がら年中、老若男女を問わず妊娠に備えて脂肪をため込んでいるわけだ！　わずか8歳で初潮を迎える少女がいたり、少年の胸が「おっぱい」のように膨れたり妊婦のような腹になるのもむべなるかな。通常のホルモンは受容体に取りついてはやがて離れていくが、エストロゲン類似化合物は受容体に一度くっつくとそのままで、スイッチを永遠に入れっぱなしにし、正常な情報交換をかく乱してしまう。微量のエストロゲン類似化合物の累積効果は、ホルモンそのものよりも大きい。[21]　BPAはカナダと欧州では禁止されている。だが米国では2015年にFDAにBPAを禁止させようとする行政訴訟が敗訴に終わった。この法案に反対していたアメリカ科学カウンシルによる議会向けの大規模な献金攻勢のおかげである。[22]

恐るべしフタル酸塩

「フタル酸塩（フタル酸エステル）」という舌を噛みそうな名の合成化合物は20世紀初めに登場し、今ではいたるところに使われている。フタル酸塩はプラスチックの加工に用いられ、壁材やビニール床材、食器洗い時のゴム手袋、肉や魚のパックトレイ、食品ラップ、子供のおもちゃなどありとあらゆるものに入っている。ラップやプラスチック容器を通じて、私たちの食べ物にもたくさん入っている。香料を含む製品の溶剤にも用いられるので、ヘアスプレー、潤滑剤、防虫剤、その他さまざまな家庭製品やパーソナルケア製品にも入っている。

動物実験や臨床試験で、フタル酸塩は内分泌をさまざまにかく乱することがわかっており、通常のラットよりも精巣が小さくなるとの研究報告もある。[23] 男性の尿中のフタル酸塩代謝物の濃度が高いことは、精子のDNA損傷に関連付けられている。[24] 幼少時からこうした物質にさらされていることが、早熟な乳房成育に関係している可能性もある。[25] 胎児期にフタル酸塩曝露《ばくろ》が高かったことがへその緒からわかる赤ん坊は、早産で産まれてくる危険性が高い。[26] フタル酸塩は主要な内分泌かく乱物質で、あなたやあなたの子供ばかりか、胎児の脳のエストロゲン受容体にも貼りついてしまう。さらに甲状腺ホルモン受容体にも永続的に固着し、本物の甲状腺ホルモンの指示系統を乱してしまう。いわば、船が埠頭に着こうにも、別の船が居座っているようなものだ。

こうした化学物質が食品中にどれほど含まれているかを調べる調査は欧州、カナダ、中国などで先行し、米国では2013年に初めて行われた。[27] この調査は比較的に清浄な環境のニューヨーク州北部地域で行われたが、人間の体内残留フタル酸塩の主要な汚染源は、穀物、牛肉、豚肉、鶏肉、そして乳製品の順だった。だからあなたが疲れを感じ、太り、髪が薄くなっていて全粒穀物と骨なしチキンハムを食べており、そのうえ主治医から甲状腺ホルモンは正常値で甲状腺機能低下症ではないと言われているのなら、一考してみるべき。甲状腺ホルモンはきちんと生成されているのだが、フタル酸塩に邪魔されて細胞へのメッセージ伝達ができないのかもしれない。こうしたフタル酸塩を含む「健康食品」こそプラントパラドックスプログラムでは避ける（あるいは厳しく制限する）べきものだ。

食品に含まれるヒ素

鶏肉から検出されることがあるヒ素は単に抗生物質や毒であるばかりか、内分泌かく乱物質でもある。鶏肉は米国の標準的な食事の中心として、牛肉、羊肉、豚肉などの食肉に君臨している。だが危険なことがある。妊婦が鶏肉を食べれば食べるほど、生まれてくる男児のペニスは小さく、(28)注意持続時間は短くなる。ヒ素とフタル酸塩汚染は、男児のおもちゃの選択や行動にも影響する。(29)ラットを使った研究では、鶏肉を食べれば食べるほど、男児の脳は子宮内でエストロゲンのような環境ホルモンに（加えて母親の本物のエストロゲンに）さらされ、それが性的刷り込みと潜在的にはジェンダー・アイデンティティに影響することが示唆されている。

やっぱりパンは避けるべき

あなたは愛用のヨガマットを食べたいだろうか？　アゾジカーボンアミドという内分泌かく乱物質は、膨張剤として合成皮革、カーペットの裏張り、ヨガマットなどに使われている他、小麦粉の漂白やパンを柔らかくするためにも用いられている。(30)大半のファストフードチェーン、例えばウェンディーズ、マクドナルド、バーガーキング、アービーズなどでは、パン製品の一部もしくは全部にこれを添加している。欧州(31)とオーストラリアでは、アゾジカーボンアミドをパンに添加することは禁止されており、サブウェイは自発的に使用をやめた。(32)アゾジカーボンアミドにさらされると喘息やアレルギーを発症する他、(33)免疫機構が抑制され、(34)この働きは加熱によって特に強まる。さらにこの化学物質はグルテンをその構成タンパク質であるグリアジンとグルテニンに分解してより素早く働くようにし、ひいては炎症を引き起こす。

内分泌かく乱物質「トロイの木馬」

こうした強力なかく乱物質は、数えきれないほどさまざまなものに入っている。以下はほんの氷山の一角に過ぎない。

●敵　安定剤としてBHTを用いているすべての食品、特にベイク商品。目安として、製品がラップに包まれていたり、全粒穀物製品だったら、おそらくBHTを含む。どんなクラッカー、パン、クッキー、クランチバーもおそらくトランスグルタミナーゼ（グルタミン転移酵素）を含んでいる。食品メーカーにはこの添加物を原材料表示する義務はない。

○味方　認められた小麦代替の粉（239ページ参照）のみを使う手作りベイク製品

●敵　テフロン（ポリテトラフルオロエチレン［PTFE］の商標名）やその類似物質を使った調理器具の焦げ付き防止剤、および汚れが染みつかない布地やカーペット。ペルフルオロオクタン酸（PFOA）も一部の焦げ付き防止調理器具に用いられている。

○味方　通常の調理器具を使うか、一部のブランドが売り出しているPTFEやPFOAを含まないセラミック・コーティングの調理器具

●敵　BPAプラスチックを使った食品容器

○味方　化学的に安全なガラス容器やステンレス容器を使う。缶詰はBPAフリーの缶のものだけを買う。ボトルドウォーターの一部ブランドではBPAフリーのボトルがあるが、こうしたプラスチックがより安全かどうかは評価が定まっていない。水なら安心と思っても、ビスフェノールS（BPS）はBPAと同じ働きをする。[35] 買うならステンレスかガラスに入った水か、自分で水道水や浄化水を水筒に詰めよう。

●敵　食品ラップやビニール袋

○味方　古き良き油紙が役立つ。あるいは何度も使える布製のサンドイッチ袋でも良い。

●敵　感熱紙に印字されている店や銀行のレシートは、BPAを含んでいることがある。

○味方　銀行の取引記録はメールで受け取るようにしよう。返品に備えてレシートが必要なら、袋に入れてもらおう。帰宅したらトングを使って取り出せば良い。スマホで写真に撮り、レシートは捨ててしまう。また店に頼んでBPAフリーのレシート紙を使ってもらおう。

●敵　メチルパラベンなどパラベンを含む日焼け止め。酸化チタン以外の有効成分の日焼

け止めはすべてダメ。香料入りもダメ。

○味方　エンバイロメンタル・ワーキング・グループ（EWG）のサイトで、日焼け止めのガイドラインをチェックしよう（英語：www.ewg.org/sunscreen/）。

●敵　パラベンを使ったメーキャップ商品

○味方　EWGではパラベン不使用の6万2000種の化粧品も紹介している（英語：www.ewg.org/skindeep/）。

●敵　パラベンやアルミニウムを含む制汗剤や防臭剤

○味方　EWGでは制汗剤や防臭剤も化粧品データベースの一環として分析・レーティングしている（英語：www.ewg.org/skindeep/browse/antiperspirant;deodorant）。

●敵　トリクロサンを使った手の消毒液やあらゆる薬用石鹸

○味方　健康リスクを置いても、こうした製品を使う意味はない。通常の石鹸とお湯で十分。

●敵　トリクロサンやその姉妹物質トリクロカルバンを使った練り歯磨き。トリクロサンは一部のマウスウォッシュや抗菌歯ブラシにも使われている。この物質を使うさまざまな日用品の長いリストは以下で見ることができる（英語：http://drbenkim.com/articles/triclosan-products.htm）。これらはすべて避けること。ラウリル硫酸ナトリウム（SLS）を使った練り歯磨きも避けること。

○味方　トリクロサンもＳＬＳも含まない天然成分由来の練り歯磨きブランド製品

かく乱要因⑥　遺伝子組み換え食品と除草剤ラウンドアップ

除草剤、殺虫剤、病虫害防除剤は、殺生物剤の各種形態である。除草剤は雑草を殺して、作物が他の植物に水や栄養を奪われずに育てるようにする。殺虫剤は蚊が媒介する感染症の犠牲者減少に役立ったし、病虫害防除剤は作物の収量を増加させ、数十億人単位の人々を飢餓から救った。だが殺生物剤の害も同じほど大きい。それらは食肉を含めた食品を通じて、果ては接触するだけでも、私たちの体内に強毒をもたらしている。こうした毒は胃腸管や皮膚から侵入して他の動植物の持つ遺伝的プログラムを発動させる。このような化合物は遺伝子の働きの制御パターンを模倣する悪者で、体内の信号交信を根本的にかく乱してしまう[36]。

モンサント社が作った除草剤ラウンドアップとダウ・ケミカルが開発したエンリストはともに、２，４－Ｄ（ベトナム戦争で使われた悪名高い枯れ葉剤エージェント・オレンジの原材料）を含んでいる。こうした主要かく乱物質は、穀物や豆で肥育された畜肉や乳製品、穀物、それを原材料とする製品にも残留・検出されている。

ここでちょっとこれにまつわるお話を。遺伝子組み換え生物（ＧＭＯ）は植物に外部遺伝子を挿入して作る。目的は、植物自体に殺虫剤（レクチン）をもっとたくさん作らせるか、あるいはラウンドアップへの耐性を持たせることだ。理論的には、ラウンドアップは作物の周囲の雑草のみを殺す。もっともらしい話だ。

短期間の研究によれば、穀物や豆に残留するラウンドアップは人間に害を与えないとされている。この薬剤はシキミ酸経路（植物経路）を使って雑草を麻痺させ枯死にいたらせるのが作用機序だが、動物にはこの経路がないからだ。だからＦＤＡは、ラウンドアップは安全と認可した。では何が問題なのか？　第一に、ＧＭＯ食品は新種のタンパク質やレクチンを作り出し、それを食べると私たちの免疫機構は異物と認識するので炎症反応が起きる。第二に、今や農家は、非ＧＭＯ作物以外にもラウンドアップを撒いている。周囲の植物を枯死させると小麦、トウモロコシ、大豆、豆類、菜種などの収穫予定を立てやすくなり、時間と費用の節約になるためだ。

収穫された穀物にラウンドアップが残留しても使用前に洗浄されるとは限らない。主成分グリホサートは穀物やマメに残留したまま家畜のえさとなり、その脂肪、肉、乳に残ったまま消費者の口に入る。大規模な酪農農家が使う飼料のほぼ全量がＧＭＯ作物で、その組み換え遺伝子は家畜の肉のみならずそれを食べた人間の母乳やさい帯血からも検出されているのだ！　さらにいけないことに、ラウンドアップは今やほぼすべての非ＧＭＯ穀物や豆にも使われているので、消費者は「健康的」な食品を通じて直接それを口にしている。なぜなら穀物の胚芽部分はかつて精米・精麦される際に削り捨てられていたが、今では「全粒信仰」のため食べられているからだ。[37] こうしてラウンドアップはあなたの胃腸管に入り、そこで本当の害をなす。

植物と同様に、腸内微生物叢もシキミ酸経路を使ってトリプトファン、チロシン、フェニルアラニンという3つの必須アミノ酸を作り出している。動物はシキミ酸経路を持たないので、これら必須アミノ酸の供給を腸内細菌に頼っている。トリプトファンとフェニルアラニンは重要な快感ホルモンであるセロトニンの生成に必要で、チロシンとフェニルアラニンは甲状腺ホルモン作りに欠かせない。だが私たちがGMO食品を食べたり、ラウンドアップを使って収穫された通常の作物を食べたりすると、腸内細菌のシキミ酸経路が阻害されてこれら必須アミノ酸を作り出せなくなる。

これは重要な点なので繰り返す。今では非GMO作物も日常的にラウンドアップを使って収穫されている。そしてすべての家畜や家禽はそうした収穫物を飼料にしているので、たとえGMO食品を避けても、あなたはラウンドアップの二重苦にさらされているのだ。全粒穀物を食べている痩せた女性患者が抗うつ薬や甲状腺の薬が手放せないことに不思議はない。全粒穀物、大豆その他の豆類に含まれるグリホサートが、腸内細菌のシキミ酸経路を麻痺させてセロトニンやチロシンを作れなくしているばかりか、善玉菌を死滅させてホロビオームを変えてしまっているのだから。
それだけでも厄介だが、本当の問題はここからだ。通常の腸内細菌叢はグルテンを食べるように進化している。ラウンドアップを散布された穀物を食べてこうした菌を殺してしまうと、大半の人をグルテンから守っている最大の味方を失い、グルテン過敏症になる。加えて、ラウンドアップはグルテンと結びついて抗原にしてしまい、グルテンそのものに過敏ではない人にも免疫反応を引き起こす。[38] それだけではない。ラウンドアップは、ビタミンDを変換して身体がコレステロールを再利用できるようにする重要な肝臓の酵素（チトクロームP450酵素）を麻痺させる。つまりラウンドアップはコレステロール値を上げる。そのうえ、この除草剤のせいで傷ついた腸壁の補修にもさらにビタミンDが必要になる。[39]
やはりあなたは、あなたが食べているものでできているのであり、それはあなたが食べているものが食べてきたものなのだ。

恐るべき帰結

2015年、世界保健機関（WHO）の国際がん研究機関はラウンドアップの有効成分グリホサートを「おそらく人間の発がん性物質」と指定した。[40] オーガニック・コンシューマーズ・

アソシエーション（OCA）とフィード・ザ・ワールド・プロジェクト（現デトックス・プロジェクト）は、飲料水や尿のグリホサート検査を一般提供した。反響が殺到したため検査は中断され、より大規模な研究所の完成を待つことになった。だが当初に寄せられた131検体の検査結果は驚くべきものだった。2016年5月に公表された検査結果によると、尿サンプルの93％からグリホサートが検出され、子供の尿の濃度が最も高かった（飲料水からは検出なし）。米国西部や中西部在住の人々は、米国の他の地域の在住者よりも高値を示した。この検査プロジェクトはOCAをパートナーにしていたので、おそらく被験者は一般の人々に比べて有機作物の消費量が多かったことと思われる。とすると有機食品がグリホサートに汚染されていたか、何か他に汚染源があることになる。検出検査を実施したのはカリフォルニア大学サンフランシスコ校の研究所だったが、こうした包括的な試験が米国で行われたのは初めてである。

この試験プログラムの主催者らは公衆にグリホサートの危険を啓蒙することの他に、アメリカ環境保護庁にこの薬剤の使用禁止を求めることを目的としており、後者については現在、検討中である。一方、アメリカ農務省（USDA）では現在、高費用を理由にグリホサートの食品残留は試験していない。しかしFDAでは2016年初頭、大豆、トウモロコシ、卵などの食品を対象に、いずれ検査を始める（時期は未定）としている[41]（OCAとデトックス・プロジェクトでは現在、NGOと民間企業に食品検査を検体1件当たりわずか176ドルで提供している）。

米国はグリホサートがもたらす脅威の検査と対応において、他国に後れを取っている。2013年、エルサルバドルは、数千人単位の農業労働者の慢性腎臓病による死と関わっているという理由で、この内分泌かく乱物質を禁止した。欧州連合（EU）は域内諸国でのラウンドアップの使用禁止を継続しており、米国とは対極的な立場を取っている。

2017年、米国ではグリホサートの使用認可が、そのリスクと便益をめぐる激しい議論のさなか、更新時期を迎える。使用禁止を求める努力はいくらかなされている。生命科学産業による攻撃に敢然と立ち向かう科学者は増えており、グリホサートとがん、腎臓や肝臓障害、先天性欠損症、不妊症、アレルギー・リスクの増大、消化不全、その他の慢性疾患との関連を示す研究成果を発表している。[42] 封印文書によれば、モンサント社はこの化成品の破滅的な健康被害を40年間も隠していたことがわかっている。[43]

OCAの国際部長ロニー・クミンズは、飲料水と尿のラウンドアップ残留検査プログラムを発表する文書で、次のように述べている。「私たちが望んでいるのは最低でも、州政府が――ひいてはいずれ連邦政府も――遺伝子組み換え生物の表示を義務化することです。その84%はグリホサートを用いて栽培されており、おそらくは残留もしています。しかし究極的な目標は、この危険な薬剤を禁止に追い込むことです」[44]。

皮肉なことに、GMO作物の使用は収量を増大させ、除草剤の使用を減らすとされている。

しかし国連の食糧農業機関、植物保護産業連合（フランス）、アメリカ地質調査所、アメリカ農務省農業統計局などのデータを駆使した『ニューヨーク・タイムズ』の調査報道によると、こうした言い分は実現していない。(45)

現実には、GMO作物が導入された過去25年間の米国およびカナダの農地面積あたりの収量は増大している。だが収量は、GMO作物を禁止してもっぱら従来型の農法に頼っている西ヨーロッパにおいても増えており、その伸長率はえてして米国よりも高い。さらに、この十年、米国ではラウンドアップなどの除草剤の使用は激増している。一方、同期間のフランスでは除草剤の使用は激減しているのだ。

グリホサートとGMOという「トロイの木馬」

●敵　ラウンドアップおよび類似製品

○味方　ホワイトビネガー約4リットル、食塩1カップ（日本規格の計量カップで約240cc）、食器用洗剤ティースプーン1杯分を混ぜ、雑草に吹き付ける。このレシピにはさまざまなバリエーションがあり、ホワイトビネガーの代わりにレモン果汁を、食塩の代わりにエプソム塩（硫酸マグネシウム）を使うなどがある。

●敵　　ＧＭＯ食品
○味方　有機食品

暗号を解読する

ひとたびなじめば、次のような用語は驚くほど多くの食品で目につくだろう。その聞こえの良さ、少なくとも人畜無害な響きに騙されないこと！　こうした原材料を含む食品は一切合切、避けるべきだ。暗号の本当の意味を伝授しよう。

暗号	真意
植物性飼料限定使用	穀物、雑穀、大豆を使用しており、いずれもおそらくＧＭＯ。鶏肉製品に多い。
放し飼い	２００７年連邦法によると、鶏を「放し飼い」（あるいはブロイラー不使用）と表示するには、納屋に鶏をぎゅうぎゅう詰めにしてトウモロコシや大豆の飼料を与え、狭い草地へと続く小さな扉を日に５分以上開けておけば良い。

グルテンフリー	それが代替するグルテン含有食品以上の砂糖とレクチンを含む。
天然	それを言うなら台風、竜巻、地震、ヒ素だってすべて天然だ。これは意味のない言葉で、ＦＤＡもＵＳＤＡも定義に関わっていない。
ノー・コレステロール	コレステロールに代わって使われている油は、悪の権化のオメガ６脂肪酸である。
トランス脂肪酸不含有	代わりに使われている油は、悪の権化のオメガ６脂肪酸だ。
部分水素添加	最悪のオメガ６脂肪酸が使われているということ。
人工原材料不使用	ネズミの糞にだって「人工」物は何も含まれていない。これはせいぜい無意味な表記。
心臓に良い「ハート・ヘルシー」	巨大食品会社や製薬会社はこれを食べさせたがっている。ところでこの表記「ハート・ヘルシー」をＦＤＡに認可されている食品のひとつはフルーツループス（ケロッグ社のシリアル）である。しかしＦＤＡは、アボカド、サーモン、ナッツなどにこの表記を認めていない。まったく奇妙だ。
有機原材料のみ使用	要注意。ヒ素は有機物であり、有機飼育鶏のえさにヒ素を加えることは合法である。ヒ素は主要な抗生物質であり内分泌かく乱物質だ。ＧＭＯ作物だって栽培法が基準を満たせば「有機」食品と表示できる。

最後に、こと鶏については、有機飼育とか放し飼いという表示に騙されてはいけない。鶏を倉庫にぎっしり詰め込んでも、有機栽培のトウモロコシや大豆を与え、決して出ることもできない扉を開けておけばこう表記できるのだ。さらに「植物性飼料限定使用」とあれば、すぐに商品を置いて立ち去ること。鶏は虫を食べる動物であり、穀物食ではない。さらに、魚がスコットランド産、ノルウェー産、カナダ産有機養殖魚とされていたら買わないこと。有機栽培されたトウモロコシと大豆を飼料にしているという意味だ。まさか鮭を追跡して天然の海藻のみを食べていると確認しているわけがない。同様に有機飼育牛も、牧草のみで飼育とか牧草のみで肥育と明記していなければ怪しいものだ。どんな牛だって、生涯のいつかの時点で草を食べている。だから理論的にも実際にも、すべての牛は牧草飼育と表記できるし、現にされている。仮にその牛が生涯の大半を肥育場で穀物によって太らせられていても。

かく乱要因⑦　ブルーライト

何千年もの間、人間も他の動物も日中の光の変化に応じて食物を手に入れてきた。とりわけ青い波長の光にである。日が長く夜が短ければ、身体は来るべき冬に備えてできるだけたくさん食べようとする。その逆だと、どの道乏しい食料を探しまわろうとはせず、夏の間に蓄えた脂肪を燃料として燃焼させようとする。食料が少ない時期に狩猟に出かけても、そのために必要なカロリーの方が上回ってしまうため、意味がないからだ。

だから私たちの身体は、冬の間は食料を探すのではなく、脂肪を燃焼させるようにできている。この信号を送るのは満腹を感じさせるレプチンというホルモンである。また燃料としてグルコースを用いるか脂肪を用いるかが季節によって変わることを代謝柔軟性と言うが、この季節循環を伝達するのが青色波長の光だ。

現代生活は青色光に支配されており、事実上、ノンストップでこれを浴び続けるという不自然な環境になっている。テレビ、携帯電話、タブレット、その他の電子機器、果ては省エネ電灯までもが青色波長の光を出し続け、それが睡眠に干渉することはわかっている。青色光は人を眠らせるホルモンであるメラトニンの生成を妨げ、断眠は肥満に関わっている。(46)

青色光はさらに、グレリンとコルチゾールの生成に関わる。それぞれ「飢餓」と「覚醒」をつかさどるホルモンだ。そしてヒトの遺伝的進化は、青色光を太陽光と結びつけるようにできているので、いつも青色光を浴びていると身体は、日が長い夏なのだと勘違いしてしまい、来ることもない冬に備えて脂肪を身体に蓄積してしまう。この古代からのリズムが完全にかく乱された今、私たちは永遠の常夏を生きている。このため夕方以降の青色光への接触をできるだけやめることをお勧めする。

青色光の「トロイの木馬」

●敵　常に青色波長の光にさらされること。

○味方　・居住地の郵便番号を打ち込むだけで携帯端末の青色光を琥珀色に変換してくれるアプリ（justgetflux.com）をダウンロードする。携帯端末のイエロースクリーンを有効にする。新しいiOSには「ナイト・シフト」機能も搭載されている。

・日没後に電子機器を使う際には、ブルーライト遮断メガネ（さまざまなメーカーが出している）を使う。包み込み型なら正面からの照射だけでなく、レンズと顔の隙間から入ってくる光も遮断できる。

・寝室（すべての居室ではなくとも）の電球だけでも青色遮断型に換える。中にはNASAの宇宙飛行士が開発したLEDランプもある。

レクチンとの共謀

これら7つのかく乱要因はどのようにレクチンと共謀して人々を太らせ、病ませているのか？　ただでさえレクチンに傷めつけられている私たちの身体は、7つのかく乱要因にさらに苦しめられている。LPSsやレクチンが腸保護壁を突破すると、身体は防御態勢に入る。免疫攻撃隊である白血球に十分なカロリーを供給するため、筋肉はインスリン抵抗性、レプチン抵抗性を帯びる。私たちは太っているからインスリン抵抗、レプチン抵抗（しばしばメタボリック症候群と呼ばれる）を示しているのではなく、免疫による戦いのため燃料を備蓄しているから太っているのだ。これについては後続章で詳述する。

こうしたかく乱要因やレクチンやLPSsによる継続的な攻撃のコンビネーションによって、私たちのOSは大変な衝撃を受けている。次章では過去半世紀、どうして太り、病気になり、健康を損なっているのかについての理解を深める。さらにそれらの問題があなたのせいではないことも学ぶ。さて、そんな脂肪がどこに蓄積され、どうしてそこにあるのかを理解しよう。

5

How the Modern Diet Makes You Fat (and Sick)

第5章

現代的な食事があなたを太らせ病気にする

おそらくあなたはまだ、プラントパラドックスプログラムに従うだけで88ページの長い健康問題リストが解消できるとは納得していないだろう。だが査読を伴う学術論文でも示されている通り、食事を変え、ライフスタイルをいくらか変更するだけで、健康全般に驚くべき効果が得られる。16世紀のイギリスのナチュラリストで医師だったトマス・マフェットは「人は自分の歯で墓穴を掘り、武器よりも自分の呪われた道具で死ぬ」と語った。それから5世紀の歳月を経て、彼の金言は今も生きている。ヒポクラテスの「医食同源」もしかりだ。

こうした補完医学的な言葉への私の信仰は、単なる神頼みではなく、証拠に裏付けられている。そして私の診療所を訪れる数千人ほどの人々はさまざまな不調を訴え、私のプログラムに従ってそれを治している。患者の多くは当初、贅肉を蓄えていた。ひとたびプログラムを始めると、たいていはさしたる努力もせずに、すんなりと痩せていった。

健康的な体重

多くの読者は体重減の項を心待ちにしているのだろうが、もうちょっと我慢してほしい。最初に、太ってしまうこと、贅肉を落とすのが難しいことは、自らの怠慢や意志の弱さのせいではないことを知るのが肝心だからだ。もし贅肉がついているのなら、おそらくそれは、避けるべき食品を取っているか、食べるべき食品を取っていないことが原因だ。私の経験から言えば、プラントパラドックスプログラムでは足した食品より、排除した食品の方が重要だ。それが第一のポイントである。第二に、病気と肥満はたいていあざなえる縄のように表裏一体であることだ。

さらに重要なポイントは、たいていの人が見逃していることだが、腸内細菌叢が正常な体重維持についても役割を果たしていることだ。ある種の微生物は、あなたを健康でスリムにしているのだ。一方、体重増をもたらす微生物もいる。さらに別の微生物は、栄養の吸収に干渉してあなたを病気にし、体重維持を難しくする。腹いっぱいに食べるのは勝手だが、腸内細菌が正常な消化吸収を促さなければ、カロリーも栄養も取れないのだ。セリアック病はこうした栄養失調のごく一例に過ぎない。正常な消化を妨げ、ひいては栄養吸収を妨げる健康状態は、他にもさまざまにある。

SUCCESS STORY

身体を絞って役を得たアッシャー

秘書がレイモンドさんから電話ですと言う。何でも私のプラントパラドックスプログラムの恩恵に、直々に感謝したいとのこと。レイモンドという名に心当たりはなかったし、良い食品・悪い食品のリストを渡した覚えもなかったので当惑したが、興味を引かれたので電話に出ることにした。アッシャー・レイモンド4世が電話線の向こうで待っていた。そう、R&B歌手のアッシャーだ。彼は映画『ハンズ・オブ・ストーン』でボクサーのシュガー・レイ・レナード役をもらったようだった。シュガー・レイ・レナード本人と会った時、レナードはアッシャーを品定めして、自分の役を演じるには太り過ぎていると宣告した。もしあなたがアッシャー本人に会ったことがあれば、「太っている」などという言葉は思い浮かぶまい。体脂肪率7%を太っているとは言わない。だが現実に、太り過ぎていてシュガー・レイ役にはふさわしくないと本人から言われたのだ。そこでアッシャーはパレオダイエット、グルテンフリー・ダイエット、ついにはヴィーガン食などを試してみた。さらに日に5〜6時間も運動をした。どれも効かなかった。もっと運動をするか、カロリーを制限すべきなのか？　彼は苛立ちながら、もはや後には引けなかった。

折しもアッシャーのエージェントはニューヨークのガールフレンドの元を訪ねており、彼女はプラントパラドックスプログラムを実践して大きな成果を上げていた。エージェントは冷蔵庫の扉に貼ってあったプログラムの食品リストを写してアッシャーの元に持ち帰った。それに従って7kgを削り落としたのち、彼は私に電話をかけてきたのだった。今ではすっかりシュガー・レイらしくなったと言う！　彼は「良い食品」リストの何でも好きなだけ食べ、「悪い食品」リストの食品は避けた。このリストに従うだけで、必要なだけ身体を絞れたのだ。奇跡的だって？　まったくそんなことはない。完璧に設計されたプログラムが完璧に働いただけだ。そしてアッシャーは今やこのプログラムのカラクリを知りたがっている。

どんなに頑張っても結果の出ないダイエットや運動は苛立たしいもの。だが、もしその目標が十分に達成可能であったら？　もし完璧な体重や健康が単に自らの自然の力を解き放った結果であったら？　それには一見すると「健康的」な食品や「総天然」食品がもたらす弊害を除外するだけだったら？　それがプラントパラドックスプログラムにできることだ。

体重戦争——そしてさらに

過剰体重（あるいは過小体重）は、体内で戦争が起きている唯一の明確なシグナルだ。本書をお読みである以上、健康を、そしておそらくは体重をも、心配しているはず。振り返れば、1960年代半ばから、米国人の健康状態がおかしくなり始めた。今日、米国の成年人口の70・7％は太り過ぎであることを思い出してほしい。その38％近くは肥満体で、20％足らずだった20年前から跳ね上がっている。[1] 加えて、糖尿病、喘息、関節炎、がん、心臓疾患、骨粗しょう症、パーキンソン病、認知症などの問題も増加している。今や4人に1人が自己免疫疾患を少なくとも1つ患っている。大半の人は日に7～8時間しか働いておらず、祖父母の代よりも良い栄養を取っているのに、多くの人が活力不足に悩んでいる。アレルギーの発症率も劇的に高まっている。今ではエピペンというアドレナリンの自己注射薬まで市販されている。親がピーナツアレルギーの子供に持たせ、学校で周囲の誰かが不用意にピーナツの容器を開けてアレルギー反応を起こした時、子供が自分で注射するための薬だ。1960年代、ピーナツは人を殺しはしなかった。

人々は西洋流の食事、環境、怠け癖などを、不健康や肥満の原因として非難してきた。それらの話題についての今日的な助言の各々は一抹の真実を含んではいるのだろうが、大きな真実を見逃してもいる。各種の作為・不作為も、現在の健康危機の主因ではない。だから各種の食事法や運動プログラムは数週間、あるいは数カ月の間は効果を表すが、そのうち元の木阿弥になってしまうのだ。身に覚えがあるって？ こうした「解決法」が永続的な変化をもたらさない理由は、それらが肥満との闘いやそれに関連する体内の戦いにほとんど、あるいはまったく関係がないからだ。

SUCCESS STORY

芸術を生み出せない芸術家

77歳の日本人彫刻家が、妹に伴われて私のところにきた。足を引きずりよぼよぼ歩く姿を見て、関節炎の苦しみに胸が痛んだ。彼は英語をほとんど話さなかったが、妹さんが巨木に挑むこの彫刻の大家が健康を損なっていった経緯を話してくれた。彼は今やのみも槌《つち》も彫刻刀も絵筆（彼は大きなカンバスに絵も描いた）も持てず、鎮痛剤をキャンディーよろしく舐めていた。今後は股関節に続いて膝関節の置換術の手術も予定していた。私の元を訪れたのは、その手術前に心臓の検査を受けるためだった。私はプラントパラドックスプログラムを提案し、彼は同意した。妹さんにいささか助けてもらいながら食品リストを見せ、ＮＳＡＩＤｓの服用もすぐさまやめてもらった。

４カ月後、彫刻家は再診にきた。この時は、もう弱々しくなかった。彼は椅子から元気よく立ち上がると、私の手をがっしりと握った。そしてあたかも空中のカンバスに絵筆で絵を描くような動作をしながら、満面の笑みで言った。「描ける、描ける、描けるんですよ!」文字通り踊り出すかのようだった。「膝の手術はどうします?」、「いりません」彼は言った。「手術。ノー!」。

それが2年前のことだ。最近彼と妹さんの姿を『ロサンゼルス・タイムズ』の一面で見かけた。ハマー・ミュージアムで作品展を開くという報道だった。展示される秀作・大作の多くは、この2年間に生み出されたものだった。彼はもう痛みに苦しむこともなく、世界に向けて偉大な才能を存分に発揮していた。

信じられない実話:小さくなった身体と脳

古代の人骨研究から、1万2000年前の人類は平均して身長180センチを超えていたことがわかっている。だが西暦紀元前8000年ごろには、人類の平均身長は150センチ足らずに縮まっていた。わずか数千年の間に35センチ前後もの身長短縮である! 私たちの祖先は、農業革命の後——穀物と豆類を主食にするようになってから——身長がずっと低くなったのだ。そしてこの時代以前の遺骨には、関節炎の痕跡は見られないのだ。対照的に、今日の大半の人々は、レクチンを含む食品を多食しない人々を例外に、関節炎を患っている(古代エジプトのミイラの多くが、穀物栽培が始まってわずか数千年後にもかかわらず関節炎を患っていたことを思い出してほしい)。それだけではない。1万2000年前のヒトの脳は、現在よりも15%も大きかったのだ。これを進化と呼べるだろうか?

ダイエットも運動も続かないのはなぜ?

続かない痩身ダイエット法の過剰な広まりは、私たちの健康と適正体重維持への意識を示している。こうした各種ダイエットは、健康をめぐる問題の本質から目をそらせているほら話の1つだ。食品や日用品がもたらす問題の根源には決して対処できない。テレビの素人参加痩身番組『ザ・ビッゲスト・ルーザー』の勝者の大半が、その後リバウンドしていたことを暴露されたのは、大半のダイエッターにとって腑に落ちたはず。もしこうした減量プログラムの99%はつまるところ無意味と目が覚めたのなら結構なことだ。

体内の戦いを終わらせれば体重も正常に戻る。自己治癒の秘訣は、身体が「求める通りに」してやることだ。長寿の見込みが高まるおまけもある。だがせっかく痩せても元に戻るのであれば、あまり意味がない。しかしある種の食品や製品が身体の働きにどう影響するのかを理解した上で食生活や日常生活を変えるなら話は別だ。そしてそれこそが、私が伝授する作戦だ。

食事法という意味でのダイエットこそが成功のカギを握る。

さまざまな研究で示されているが、運動は痩身には役立たない。運動の問題のひとつは、やるとおなかが空くことだ。もうひとつは、強度の肥満者の多くにとって、つら過ぎて続かないということである。だが運動は活動的な暮らしをもたらすには的外れと言いたいわけではない。大規模な研究で、定期的な運動（それも単にジムでワークアウトするのではなく全力で打ち込むような）をすると、体重維持に役立つとされている。[2] 良い健康状態を保つことには、他にもさまざまな美点がある。心臓を健やかにすること、血圧を正常化させること、善玉コレステロールHDLを増やすこと、トリグルセリドを減らすことなどだ。有酸素運動も負荷運動も平衡感覚を改善し（ひいてはけがをしにくくなり）、気分を晴れやかにし、ストレスを和らげ、活力水準を上げ、睡眠の質を改善する。しかもこれらはほんの序の口だ。

研究の目的

生物学的、社会学的要因がヒトの進化にもたらす影響について論じたイェール大学の卒業論文を認められて以来、私は食品の影響や選択がヒトの進化や人口増加に及ぼす影響に魅せられてきた。この知識とそれに続いて自らの施設で行った人的研究が、前著に結実した。だが、それもその後の学びに比べれば、ほんの踏み石にしか過ぎなかった。あたかもヒトの進化のように私の研究も思考の進化をたどったが、その手がかりとなったのは大手自然食品会社メタジェニクスへの訪問だった。私は同社の研究陣に自著の要点を話してくれと頼まれていた。当時、私は糖質忌避主義者だった。炭水化物（糖質）こそが悪であり万病のもとと考え、自分の食事でも、炭水化物は厳しく制限していた。自前のデータと仮説を話し終えた私に、メタジェニクス社の研究者の1人が立ち上がって質問を投げかけてきた。「キタバ島の住人たちについてはどう説明するのです？」。

厄介なキタバ人たちめ！　この南太平洋の孤島の人々は、低炭水化物・高脂肪礼賛《らいさん》派の人々にとって悩みの種だった。キタバ人は悪魔のようにたばこを吸い、カロリーの60％は炭水化物から、30％はココナッツ油から取っていた。にもかかわらず、彼らは心臓病や心臓発作、その他の心臓疾患の気配を示さず、非常に痩せており、長寿で生涯を通じてほとんど医療を必要としていなかった。かつての私を含めた低炭水化物の主唱者らは、長らくキタバ人を例外として取り合わず、彼らの驚異的な健康状態は低カロリーな食事がもたらす効果が勝っているためと言いたてていた（証拠もなしに、と付け加えなければならない）。

だがそれは軽率だった。研究者の何よりの義務は、常に自分の仮説を問い続けることだ。実際、研究の主目的とは、自分の仮説が誤っていることを証明することである。どんな説も誤りであるとどうしても証明できない時にのみ正しいかもしれないと言えるのだ。だから私も当初こそキタバ人をカロリー制限の幸運な落とし子と片付けたものの、イェール時代の研究に立ち戻り、さまざまな社会の食選択の理由を探り始めた。そしてスタファン・リンデバーグの研究（191ページ参照）のおかげで、キタバ人は大変なカロリー量を摂取しているにもかかわらず、非常に痩せていることを発見した。カロリーはカロリーである（入ってくるカロリーと使うカロリーは同じ）という議論は、どうやらキタバ人には当てはまらないようだった。リサーチとは「リ・サーチ」すなわち再び探すの意に他ならず、私もそうした。本章はその結果であり、そこで見出した洞察を自らの患者に施した結果の記録である。

カロリーの真意

おおむね1万年前、大半の人類は狩猟採集の生活から農業を基盤とした暮らしへと変えたことについては既述した。それまでの食品は主に、季節の果物（一年に一時期だけしか手に入らなかった）、季節ごとの大型動物、魚介類、植物の塊茎《かいけい》から取れるでん粉〔ジャガイモなど〕への大きな依存などであり、それらは約10万年前に火の利用が見出されてからは焙って調理された。この食事は大きなカロリーをもたらしたはずだが、地球上の人口はごく少ないままだった。その後、穀物、豆類、そしてアジア以外のあらゆる文化において牛、羊、山羊の乳などからのカロリーが、突如もたらされた。

私たちの祖先がこのように食生活を変化させた理由は昔から、穀物は貯蔵が利き、動物は群れで飼育できるからと説明されてきた。穀物や豆類は年に一度しか収穫できないが、乾燥貯蔵ができる。牛や他のウシ科の動物は搾乳ができ、牛乳はすぐに飲める他、チーズに加工もできる（そしてチーズは貯蔵可能である）。こうした食料は保存できるので、天候不順や不作の時でも人口を維持できた。だが穀物、豆類、乳への移行に隠された別の理由があったとしたら？

長距離ランナーにとっての運動のメリットを議論する際に、私が常に指摘するのは、最も生存可能な動物とは最小の努力で最大のカロリー源を見つけられる動物だ、ということだ。すなわち手に入るどんなカロリーでも、そこから最大限の脂肪を貯蔵できる生き物だ。たぶん、私たちは頭から誤っていたのだ。祖先は貯蔵可能だから穀物、豆類、乳などを選択したのでない。逆に、これら3種類の食品は他の食品よりもカロリーを脂肪に転換しやすいから、としたらどうか。

SUCCESS STORY

糖尿病と15kgの超過体重にさようなら

クリニックにはヒスパニック系の患者が大勢いる。彼らは他の患者たちと同じく、糖尿病、自己免疫疾患、肥満などに苦しみ、その原因は主に古代からの食事を現代的なものに代えたり、農業社会から今日的な都市生活者のライフスタイルに変えたことが原因だった。マリア・Sはそんな患者の典型だった。初診時に47歳、重い糖尿病を患い、自分でインスリンを注射しており、糖尿病マーカーHbA1Cは7・9と、正常値の上限5・6をはるかに上回っていた。だが1年足らずで自己免疫疾患のマーカー値を半分以下にし、HbA1C値も5・9と正常値に近づきつつある。空腹時血糖値は146から109に落ち、今ではインスリンも含めて何の薬剤も用いていない。余禄として、体重は15kg近く減った。素晴らしいのは、彼女は英語を話さないのに、子供たちの通訳のおかげでプラントパラドックスプログラムを実践できたということだ。

最も効率の良い脂肪貯蔵

私は患者から、「全粒穀物と豆類は健康的な食事のカギ」とうんざりするほど聞かされてきた。だが動物実験の結果は、その真逆を示していることをお伝えしたい。私は1950年代から60年代にかけて、ネブラスカ州オマハで育った。当時オマハは、世界最大の家畜取引所を誇っていた。そしてネブラスカ人の常識ながら、そこではトウモロコシで牛を肥育していた。どうして中西部中の牛をオマハに集めてトウモロコシで太らせていたのか？　酪農家にとっては常識だが、牛は干し草や青草では脂肪をため込まないからだ。19世紀初めでも、オハイオ川流域では豚をトウモロコシで太らせてからシンシナティの屠畜場へと運んでいた。酪農家にとってはトウモロコシで太らせた豚を出荷する方が、トウモロコシを舟に積み込んで養豚農家へと出荷するよりも、ずっと儲かったのだ。当時のはやり言葉で言えば、トウモロコシを豚に詰めて市場に送り出せ、だった。

意外に思うかもしれないが、豚は通常、脂肪の多い動物ではない。野生の猪や豚は痩せていて、筋肉質な動物である。アーカンソー・レイザーバック〔アーカンソー大学の男子スポーツチームの愛称。赤い野生の豚のマスコットで有名〕のファンなら腑に落ちるはずだ。だが豚の消化機構や心臓血管機構は人のそれとそっくりであることは知らないだろう。私が心臓弁の置換術に豚のそれを使うのもそのためだ。もはや「豚のように食べる」というのは悪口ではない。そして豚と同様、人間もトウモロコシを食べると太るのだ。

私の患者の少なくとも半数は自己免疫疾患を患っている。こうした人々はたいてい適正体重だ。前述の通り、私のプログラムのうれしいおまけのひとつは体重が正常値に戻ることで、これは初診時の目的に関係ない。だが長年のうちに、自己免疫疾患の患者に食事療法を施すと体重が一方的に減り続ける例が見られるようになった。そこでアボカドを勧めたが、効果はなかった。だが数カ月ほどして戻ってくる患者が多く、その時にはまた体重が増えているのだった。

彼らはきまってパン、パスタ、トウモロコシ、豆類をまた食べるようになっていた。そして残念ながら、それに伴って自己免疫疾患のマーカー値も上がっていた。私が最近試みているこの問題へのより効果的な解決法は、彼らにマカダミアナッツを多食させることである。

これもプラントパラドックスの一例だ。私たちの祖先が太って極寒の冬を乗り切り遺伝子を残すのに役立った食料自体が、寿命を縮める役割も果たしていたのだ。私たちの遺伝子は、常にこの道をたどってきた。生殖のために食料から可能な限りのカロリーを獲得し、子供が育つと子孫に食料を残してやれるよう親世代は死ぬように、と。

そして穀物や豆類が世界を席巻したのもこのためだ。それは「健康的」な食品だったからではない。貯蔵ができるからでもない。単に他の食物に比べてカロリー当たりの脂肪貯蔵率が高かったからに他ならない。かつてならそれは利点だったが、今ではそうではない。さらに、そうした食事が子を産み育て上げた後の寿命を縮めることも、もはや良いことではない。

脂肪貯蔵効率が高いのは穀物と豆類だけではなく、乳もしかりである。動物が乳を出す目的はただ1つ、子供をいち早く成育させることだ。どんな乳にもインスリン様の成長ホルモンが含まれている。残念ながら、乳に含まれるカゼイン、特にA1型カゼインはβカソモルフィンというレクチンになり、炎症を促進することによって脂肪貯蔵を促す。そして炎症とは戦争状態であり、戦争には兵糧が必要だから、脂肪蓄積はますます進む。

信じられない真実

太ったラットの糞を痩せたラットに食べさせると、痩せたラットは太ってしまう！　その逆も同じで、痩せたラットの糞は太ったラットを痩せっぽちにする。つまり、腸内細菌が寄生主（宿主）の痩せたり太ったりをコントロールしているのだ。最近の研究では肥満の人間の糞便を痩せたラットに与えると太ることもわかっている。さらに糖や脂肪という「肥料」を加えると、その効果はいっそう強まりさえするのだ！　驚くべき話はこれだけではない。１９３０年代、重度のうつ病で入院している患者の結腸を下剤で掃除し、幸せな人々の糞便を浣腸で送り込んだら、患者の気分は好転した。

１９７０年代にジョージア医科大学の学生だった私は、当時用いられ始めた広範囲抗菌スペクトル性抗生物質を投与された患者に頻発したクロストリジウム・ディフィシル腸炎という深刻な結腸の感染症にてきめんだった治療法を目の当たりにした。この治療法も糞便の浣腸注入で、健康な医学生の糞便を用いたのだった。実際、週に一度、私たち医学生全員に壺が渡され、この恐ろしい感染症患者にいつでも対処できるよう、新鮮な糞便の提供が求められた。当時私たちは、抗生物質によって腸内環境がめちゃくちゃにされ、それを私たちの糞便中の微生物が修復していたことなど、つゆ知らなかった。

レクチンと貧弱な健康の関係

小麦胚芽凝集素（ＷＧＡ）については、セリアック病に関係し、インスリンに酷似していることなどをすでに述べた。では、今度はインスリンの働きとＷＧＡがそれを真似た時の問題を詳しく見てみよう。

通常、糖が腸壁から吸収されて血流に入ると、すい臓がインスリンを分泌する。インスリンは血流に媒介され、脂肪細胞、筋肉細胞、そして神経細胞という3大目的地へと到着する。インスリンの主作用はあらゆる細胞にグルコース（糖）を迎え入れさせることだが、これら3種の細胞が特に重要だ。

1　脂肪細胞　インスリンは脂肪細胞の細胞膜上の受容器に取りつき、グルコースを取り入れて脂肪に変換させている。それが終わるとインスリンは受容器から離れ、すると糖分はそれ以上脂肪細胞に入れなくなる。

2　筋肉細胞　筋肉細胞上でインスリンは糖を細胞内に招き入れ、燃料を補給している。

3　神経細胞（ニューロン）　糖がニューロンの細胞膜を通過するのにもインスリンの助けが

必要だ。ニューロンがグルコースを取り入れるためにインスリンを必要とするということは割合に新しい発見である。そして今やインスリン抵抗性が脳と神経でも起きることもわかっており、3型糖尿病と言われる。

インスリンが右の3種の細胞の受容器に取りついて情報を伝えると、細胞側は了解の返事をする。するとインスリンは受容器を離れ、次にまたホルモンが取りつけるようになる。

問題はレクチンがインスリンを模倣して受容器に勝手に取りついた時だ。レクチンは誤った情報を伝えるか、正しい情報の伝達を阻害する。するとどうなるか？　あなたは客船の乗客で、到着港の埠頭にはまだ別の船が居座ったままだと想像してほしい。その船がどかない限り、あなたは下船（情報伝達）できない。もしその船がいつまでもどかなかったらどうなるだろう？　レクチンが埠頭を占拠している限り、適切なメッセージングは密かに、そして永遠に失われたままなのだ。

では、レクチンWGAが例の3種の細胞膜上の受容器に取りつくとどうなるのかを見てみよう。

1　脂肪細胞の場合、WGAが受容器に取りつくと周囲の糖をどんどん取り込んで脂肪を際

限なく作り続けさせる。これが8000年前なら、貴重なカロリーを取りこぼしなく脂肪に変換させるレクチンを含む植物は、優れた食糧だった。だが今ではそれはもはや良いことではない。そしてあらゆる穀物に含まれるWGAのようなレクチンは、脂肪をどんどん脂肪細胞にため込めさせるのである。

2 筋肉細胞のインスリン受容器に取りついたWGAは、やはりそこにずっと居座るのだが、もたらす結果は脂肪細胞と正反対である。WGAは受容器に居座ってインスリンを寄せ付けない。その結果、筋肉細胞はグルコースを受け取ることができず、行き場を失ったグルコースは脂肪細胞へと向かい、そこではやはりWGAが待ち受けているため脂肪細胞内部へと取り込まれて脂肪にされる。穀物や豆類を常食するようになる前の人類が今よりずっと筋肉質だったことに不思議はない。古代エジプト時代のフレスコ画や彫像を見ると、痩せっぽちでなよっとした人々が描かれている。人類の筋肉が失われてきた真因はインスリン擬態物であることが、明らかになりつつある。レクチンを取れば取るほど、私たちのインスリン受容器はWGAその他のレクチンに占拠され、筋肉は衰えていくのだ。

3 WGAその他のレクチンが神経細胞やニューロンのインスリン受容器に取りつくと、やはり糖の取り入れが阻害される。糖がニューロンに届かなくなると、脳は飢えてもっとカロリーを求めるようになる。インスリン受容器をＷＧＡに占拠された飢えた人間は、酷寒の冬を耐え抜くために、もっと食べようとするのだ。これは初期人類の生存にしばらくは役に立ったかもしれない。だがＷＧＡその他のレクチンが脳や神経のインスリン受容器に取りついたままだと、いずれ脳細胞や末梢神経が死に、認知症、パーキンソン病、末梢神経障害などに行きつく。

要するに結果は、筋肉が減り、脳と神経細胞が飢え、脂肪でぶよぶよになるということだ。おなじみの話である。

最近、レクチンが迷走神経を伝って腸から脳まで移動し、中脳の黒質に溜まっていることが発見された。(3) 黒質は脳の制御中心であり、ここを損なうとパーキンソン病になる。これは、中国でのある大規模な研究結果を説明するものだ。１９６０年代から１９７０年代にかけて、潰瘍の治療のため迷走神経離断術を受けた患者は、同年代の人に比べて、パーキンソン病の発症率が40％少なかったという研究結果である。(4) レクチンが脳に届きにくく、だから悪さもしにくかったのだ。さらにこれは、パーキンソン病が菜食主義者の間でより発症率が高いことの説明でもあるかもしれない。菜食主義者は植物の、ひいてはレクチンの摂取がより多いためだ。もっとも植物は、単にあなたのような捕食者から逃れて生き延びようとしているに過ぎないのだが。

要するに、食料の乏しかった古代には穀物や豆類消費がもたらす体重増加は大きな便益だったが、今日ではこうした結果はかえって災いをもたらしているということだ。さて、レクチンが私たちに吉凶の影響をもたらしているもうひとつの理由を見てみよう。

戦争準備

体重が減って穀物や豆類を含む食事を再開した患者は、体重が増え炎症マーカー値が上昇したという話をした。炎症もまた、体重増に関わっていたのか？　前述の通り、リポ多糖（ＬＰＳｓ）他のレクチンは侵入異物のように振る舞い、それを感知したトル様受容体（ＴＬＲｓ）は全身に「攻撃準備」の指示を出す。戦争の間、兵士には十分に食べさせなければならず、だから非戦闘員の食料はえてして制限される。白血球と免疫機構は実戦部隊で、筋肉は銃後の市民である。筋肉と脳に、インスリンとレプチン（満腹を感じさせるホルモン）に対する抵抗性を持たせることで、脳や筋肉が使うはずだったカロリーを前線の白血球に差し向けるのだ。さらに、戦闘中、あなたの身体はもっとたくさんの食料を摂取するように信号を送り出す。穀物と豆類由来のレクチンを取れば取るほど、ますます空腹になるのだ。

これが要点である。インスリンやレプチンに抵抗性を持っているから太っているのではない。肥満の原因は身体が戦闘状態にあり、そのためにカロリーが必要だからだ。これは一般通念とは正反対である。だがもしレクチンやLPSsが存在せず身体が戦時体制になっていなければ、食料からカロリーをため込む必要も、そもそも過食してより多くのカロリーを取り込む必要もない。体重減は、終戦の「副作用」なのだ。半世紀前にほぼすべての人がスリムだったことに不思議はない。当時、私たちの身体は常時戦闘態勢にはなっていなかったのだから。

脂肪貯蔵

たぶん、おなか周りに脂肪がつく「リンゴ型」肥満は危険だが、お尻回りに脂肪がつく「梨型」ならOKと耳にしたことがあるだろう。これは一理も二理もある意見だ。脂肪が腸に蓄積する理由は、戦争にたとえるとわかりやすい。戦闘部隊は、レクチンやLPSsと戦う前線のそばに燃料を必要とする。そしてその前線とは、レクチンとLPSsが体内に侵入してくる腸壁なのである。腸の脂肪は悪者ではない。むしろそこが戦場であることの印なのだ。

私は心臓外科医として、バイパス手術患者の脂肪だらけの冠動脈をたくさん見てきた。本当に分厚く固い脂肪で、痩せた患者の心臓にさえ溜まっている。脂肪だらけの心臓を見ると、この辺が戦場なんだな、脂肪の補給が求め続けられているのだなとわかる。バイパス手術をするのは、患者が冠動脈内の戦争に負けたからだ。実際、さまざまな研究で、心臓周辺の脂肪（冠動脈内の脂肪）の量は、血管内の病気と関係していることがわかっている。[5] これは何を意味しているのか？ 過度に脂肪がたまっているのを見たら戦争中と思え、である。それは戦場は腸内のみならず、心臓や脳にまで広がっていることを示している。まるでテロリストの潜入アジトのように。

相次ぐ「成功した」ダイエット

いったいどうしてこんなにさまざまなダイエットがあるのか？ そしてその多くが（少なくとも一時的には）なぜ効くのか？ 何か共通項があるのか？ 昨今の最も成功した2〜3のダイエットについて、ちょっと見てみよう。低炭水化物・高タンパク質食（アトキンス、プロテインパワー、サウスビーチ、デュカンなどはほんの一例）、低炭水化物・高脂肪・高タンパク質食（パレオ、ケトジェニック・パレオなど）、低脂肪・高炭水化物食（オーニッシュ、マクドーウェル、ファーマン、エッセルスティン）などなど。いずれも効果絶大というファンがいる。

アラン・レヴィノヴィッツ博士は最近、『The Gluten Lie: And Other Myths About What

You Eat（グルテンのうそをはじめとした食品についての誤謬）』（邦訳未刊）で、こうした内容のまったく違う食事法の人気と成功を揶揄《やゆ》した。この本では、アンパックト・ダイエットなる架空の食事法を紹介し、これはビニール包装されていない食品を食べるというもの。同書は、訪れるべきウェブサイトの紹介、商品を売る真似、そして患者証言などでまとめられている。熱弁の数々を読者が熱心に読んだ後で、著者は唐突に明かす。データは都合の良いものを選び、他のダイエット指導者たちの言葉も借用し、実践者の証言は前述の各種ダイエットの経験者による賛辞を流用したものだ、と。どうやらこのいたずらは、私たちに向けられたもののようである（ただしレヴィノヴィッツ博士が見落としているのは、ビニール包材の危険性を示すデータはすべて事実であることだ）。

私は、前述のダイエット法すべての実践者を患者として診る機会に恵まれた。彼らは体重こそ管理できたかもしれないが、進行した冠動脈疾患や自己免疫疾患など、医学的な問題は抱えたままだった。さらにこれら食事法の各々を少し掘り下げてみよう。

大半の低炭水化物食の問題

アトキンスやサウスビーチのような低炭水化物ダイエットはえてして、短期的には良い結果をもたらす。実際、私にも当初はうまく働いた。だがレクチンの含まれた炭水化物を多食する生活に戻ると、せっかく痩せてもたいていリバウンドする。プログラムに従い続けたとしても、当初は目覚ましかった効果も、やがては止まってしまうかスローダウンする。どんな低炭水化物食も本質的に高タンパク質食で、そのため炭水化物、穀物、豆類を制限し、それと共にレクチンの摂取を減らす。サウスビーチとアトキンスではメンテナンス局面で穀物と豆を再導入するが、するとまた体重が増え始める。これは何を示唆しているのか？　そう、初心に返って穀物と豆をやめろということだ！

パレオ（原始人）食のコンセプトは高タンパク質食をさらに一歩推し進めて、原始人はバッファローなどの大型動物を常食していたと仮定し、それが健康の元とする。だがどう考えても、私たちの祖先がそんな食生活だったとは考えにくい。むしろ塊茎、ベリー類、ナッツ類、そして動物性タンパク源としては魚、トカゲ、カタツムリ、昆虫、小さなげっ歯類などを主に食べていたはずだ。騙されてはいけない。祖先の食事は、他のどんな食事法とも同じ目的を持っていた。成長し、遺伝子を次の世代に継承し、それが終わればこの世から退場しろ、だ。遺伝子が子孫を残すべく命じた食事が、祖先の食事なのだ。長生きするための食事は、できるだけ多くの子孫を残すにはかえって効率が悪い。いつまでも壊れない自動車を作ることが、自動車産業のためにならないようなものだ。言っては何だが、パレオ食をはじめいかなる低炭水化物食による恩恵――減量であれ他の健康増進であれ――も、炭水化物を制限し大量のタンパク質や脂肪を取った結果ではない。むしろ、いかなる良き結果も、大半のレクチンを含む食材を排除した結果である。パレオ食の概念は、私たちの石器時代の祖先が10万年前に食べていたとされるものであることをお忘れなく。

最後に、パレオ食ファンが理解していないことがある。私たちの祖先はもともとみなアフリカが起源で、レクチンを含む南北米大陸の食物とはまったく関わりがなかったことだ。例えばトマト、ズッキーニ、ベルペッパー〔アマトウガラシ〕、クコの実、ピーナツ、カシューナッツ、ヒマワリの種、チアシード、カボチャの種などは私たちの祖先が食べていたものではないし、レクチンを山ほど含んでいる。

その他の炭水化物制限食

伝統的なケトン食は子供を含む糖尿病患者が血糖値とインスリン値を管理するために行われるもので、やはり低炭水化物食だが、前出のそれとは大きな違いがある。真のケトン食では大半の炭水化物をタンパク質で置き換えない。むしろタンパク質も制限し、摂取カロリーの大半をある種の脂肪に頼っている（ケトーシスとは、一般的にはケトン体が異常に増える病的状態〔ケトン症」のことだが、ここでは炭水化物由来のグルコースの代わりに脂肪を燃焼させることを指す）。プラントパラドックスプログラムのようにある種の動物性タンパク質の摂取を制限すると、ほぼ確実に減量する。そしてプラントパラドックスプログラムのケトーシス改良版「集中ケアプログラム」（第10章で詳述）によってさらにタンパク質の摂取を減らすと、極度のインスリン抵抗性を示す糖尿病患者だけでなく、がん、認知症、パーキンソン病、自己免疫疾患、その他さまざまな内臓疾患の患者にも目覚ましい成果が表れる。問題は、ケトン食を実践している人の大半はケトーシス状態になっていて、だから減量に成功しているのか、ということだ。私の患者を対象にした検証結果は明らかに違う。ではなぜ体重が減っているのか？　脂肪を増やしたためではなく、決め手はまたもや食品の大半からレクチンを排除していることだ。

脂肪を制限し全粒穀物を推奨する人々

低脂肪と全粒穀物食を推す人々、例えばオーニッシュ、エッセルスタイン、T・コリン・キャンベル（疫学調査チャイナ・スタディを率いた研究者）などは減量に成功しているのか？

答えはイエスだ。私の患者にもこうした食事法の実践者がたくさんいる。彼らは減量こそ成功していた。しかし冠動脈疾患の進行は食い止められていなかった。ではどうして減量できていたのか？　私は次項目の結果と考えている。

1　現代米国の食事にたっぷりと含まれているレクチンを含んだ脂肪を除外していること。すなわち大豆油、ピーナツ油、綿実油、ヒマワリ油、菜種油などである。それらはレクチンばかりかオメガ6脂肪酸も大量に含有し、これはTLRsが炎症反応を引き起こす際に利用するものだ。炎症反応すなわち脂肪蓄積すなわち冠動脈内が戦場になっているということだ。

2　脂肪を制限していること。低脂肪食は通常、長鎖脂肪酸に乗って腸壁をすり抜けて炎症を引き起こすLPSsをもたらさない。それはよいのだが、かつてあらゆる脂肪を目の敵にして低脂肪食を称賛していた善意の医師たちは、今や脂肪もいろいろであることを悟っている。魚油は今やディーン・オーニッシュ博士のプログラムに欠かせない要素になっているし、ジョエル・ファーマン博士は脂肪の多いナッツを自前の食事法の重要な一部にしている。(6) 幸いなことに、いずれの食事法もレクチンによる腸壁突破を許していないので、「セーフ」である。

3　未処理の全粒穀物を使用しており、挽いた「全粒穀物」を用いていないこと。いにしえのアントニウス流に言えば「私はシーザーを滅ぼすためにやってきたのであり、称賛するためにきたわけではない」。ではどうして私が全粒穀物を擁護するのか？　第一に、大半の全粒穀物「食品」は全粒穀物そのものではなく、それを挽いたものである。あなたは実際に、挽いていない全粒穀物をそのまま使ったパンやクラッカーなど見たことがあるだろうか？　挽いた全粒穀物のレクチンはすでに放出されており、さらにいけないことに、脂肪酸が酸化しないようにＢＨＴ（エストロゲン類似ホルモンとして働き脂肪蓄積をまねく危険な添加物の一種）で処理されている。

4　有機栽培の穀物に絞り込んでいること。そのためラウンドアップのような除草剤の影響ははるかに少なくなり、ひいては腸内細菌も傷めにくい。だからグルテンも腸内細菌によって処理されやすく、また除草剤が荒らした腸壁から悪党どもが侵入する恐れも小さい。

そして悲しい事実がある。こうした食事法は総じておいしいものではなく、したがって大量に食べられない。エッセルスタイン博士の初期研究によると、脱落率は50％に及ぶ。暮らしに取り入れられるダイエットではなく、だからどれだけ減量できようが、そんな効果はいずれにしても短命である。ケロッグ兄弟だって、経営していたサナトリウムの患者たちに全粒穀物を食べさせられなかったために、コーンフレーク（挽いた穀物）を考案したのである。

こうした食事法の実践者だった私の患者たちは、いったいなぜ冠動脈疾患が進行したのか？小麦に含まれる小麦胚芽凝集素（WGA）が冠動脈の内皮に固着し続け、それを免疫機構が攻撃したからである。中国南部の人々、日本人、韓国人（いずれも米を主食としている）が米国人よりも心臓疾患の発症率が低いのは、米がWGAを含まないことを思えば合点がいく。キタバ人が多食するタロイモ（日本のサトイモ）も、またアフリカ人が常食するアワ、キビ、ソルガム、ヤムイモもしかりだ。

象と人間の共通点

草と穀物についてもっと衝撃的な事実を知りたいだって？　アフリカの野生の象たちは、私たちの祖先と同じく木の葉だけを食べて生きている。そして心臓疾患などまったく起きない。だが生息地の環境破壊のために、今や象の群れは草原地帯をさまよったり、干し草や穀物を与えられるようになっている。そんな象たちのざっと50％は重い冠動脈疾患を患っている。本来なら食べることのなかったレクチンのせいで、それが動脈内に固着して攻撃を誘発しているからだ。

問題の原因は、象（とヒト）が持つN－アセチルノイラミン酸（Neu5Ac）という名の糖分子である。この糖は血管の内皮と腸壁の吸収細胞上に存在し、レクチンと結びつきやすい。大半の哺乳動物は、腸壁と血管内皮上にもともとN-グリコリルノイラミン酸（Neu5Gc）という糖分子を持っている。だがヒトは、800万年前に霊長類から分かれた時にこれを作る能力を失い、その代わりにレクチンと結びつくNeu5Acを作るようになった。ヒトの他に甲殻類、軟体動物、鶏、象などもこの特徴を共有している。レクチンとりわけ穀物由来のレクチンはNeu5Acにはくっつくが、Neu5Gcには結着できない。人間に飼育されて穀物を与えられているチンパンジーがアテローム性動脈硬化症や自己免疫疾患にならないのはこのためだ。だが草食の象は冠動脈疾患になる。草や種に含まれるレクチンを取ると、この糖分子が容赦なく心臓病や自己免疫疾患をもたらすのだ。

抗老化法

ダイエットの目標はより良く暮らすことであり、単に体重を少し減らしたままリバウンドしなければ良いというものではない。あらゆる低炭水化物食や「先祖」食の深刻な問題は、ある種の動物性タンパク質、とりわけ赤身肉を多食すると、老化はおろか、がん、アテローム性動脈硬化症の引き金を引いてしまうことだ。どうしてそうなるのか？

Neu5Acの話に戻ろう（簡単に説明するので投げ出さないで）。牛、豚、羊はこれより酸素原子が1つ多いNeu5Gcを持っており、それらの肉を食べると、あなたの免疫機構はこの糖分子を異物と認識する。Neu5GcとNeu5Acの構造はほとんど同じ（バーコードがそっくり）である。さまざまなデータで示唆されていることだが、赤身肉を食べると免疫機構がそのNeu5Gcの糖分子を異物と認識する。すると抗体が作られ、それは自分の血管上のNeu5Acに結着する。こうして免疫機構は、自前のNeu5Acを赤身肉由来のNeu5Gcと誤認して総攻撃を仕掛けてしまうのだ。

これは友軍誤爆の典型例で、肉より魚介類や軟体動物を中心とした食生活の方が心臓の健康状態を保てる理由の1つだ。それだけではない。がん細胞はNeu5Gcを使って血管内皮細胞増殖因子（VEGF）というホルモンを生成し、自分のために血管を発達させることがわかっている。私は全患者のVEGFを測定している。VEGFの生成は、免疫機構がNeu5Gcを攻撃することで促される。がん細胞は、免疫機構から逃れるためにもNeu5Gcを使う。いわば透明マントで姿を消すようなものだ。さらに人間の腫瘍には、私たちはそれを作る遺伝子を持っていないにもかかわらず、大量のNeu5Gcが存在する。すなわち腫瘍細胞が牛、豚、羊肉などから得たNeu5Gcだ。

要するに、人間が突然変異によってレクチンと結着する糖分子を持つようになったために心臓病やがんの誘因となった赤身肉は避けるべきなのだ。

第9章で話すが、どんな低動物性タンパク質食も長寿につながることがわかっている。だから一定量以上の肉を取ることは長寿という点では害悪なのだ。ということは、ある種の炭水化物（レクチンを含まないか、体内微生物叢が処理できるレクチンしか含まないもの）は、それによってある種の動物性タンパク質の摂取を減らせるのなら、アトキンス食やパレオ食派が言うほど悪くはないことになる。

そして老化のプロセスを早めるのは過度な動物性タンパク質の摂取だけではない。単純に糖を食べるだけでも脂肪貯蔵ホルモンであるインスリンの生成が促される。脂肪を食べると満腹ホルモンのレプチンが増えるのと同じである。だが糖を、植物よりも動物により多く含まれているタンパク質と同時に摂取すると、エネルギーを感受する細胞の老化受容器を刺激してしまう。

エネルギー（食料と言い換えてもいい）が手に入るかどうかは通常、日の長さによって季節変動する。エネルギーがたっぷりある時期とは、成長し子供を作る時期である。エネルギーが少ない食料不足期には、ひっそりと閉じこもり、貯蔵した脂肪を使う。ミトコンドリアが代謝柔軟性を発揮して、糖を燃焼させる代わりに脂肪を燃焼させるようになるのだ。複数の持病を抱える私の患者の大半は、代謝柔軟性をすっかり失っている。すなわち糖とタンパク質の両方をたっぷり含む食事をすると太りやすいばかりか、病気にかかりやすくなる。ひいては寿命が縮むだけでなく、健康寿命も縮み、暮らしの質も損なってしまう。

ここにもまたパラドックスがある。遺伝子はあなたに子供を作らせて自分を再生産したがっている。だが生殖が行われると、遺伝子はもはやあなたの寿命にあまりかまわなくなる。確かに子供たちが自立できるまではあなたを生かしておく必要があるが、その後はさっさと死んでほしいのだ。中年太りはそのたっての例だ。私たちは、生殖が終えれば死ぬようにできている。もしできるだけ健康に長く生きたいのなら、食生活を見直さなければならない。

続けられるパレオ食

パプアニューギニアの小島で、小さな農業共同体を作って暮らすキタバ人をめぐる謎に戻ろう。彼らの食事を数十年規模で調べているスウェーデン人医師スタファン・リンデバーグによると、キタバ人の摂取カロリーの60％は炭水化物、30％は脂肪（その大半は飽和脂肪酸）から取っており、タンパク質由来はわずか10％に過ぎない。大半の島人は喫煙し、あまり活動的とは言えないが、医療の世話にならずゆうに90代まで生きる。彼らの食事は、一般的に健康的とされるものとはかけ離れているが、現代人の大半をむしばむ病気とは無縁のようだ。

リンデバーグは220人のキタバ人を同年齢・同性のスウェーデン人と比較研究し、興味深い結果を示している。(7) 20歳以上のキタバ人男性は肥満度指数（BMI）、血圧、総LDL（「悪玉」コレステロール）値において、いずれも比較対象群のスウェーデン人男性よりも低く、一方、HDL（「善玉」コレステロール）値は同等だった。60歳以上のキタバ人女性は、心臓病や心臓血管病に関わるLDLのマーカーであるAPoB（アポリポタンパク質B）が、スウェーデン人女性よりも低かった。そのうえキタバ人は卒中や心臓発作歴がまったくなかった。

炭水化物が炭水化物でなくなる時

では、どうしてキタバ人は、先進社会では肥満の元とされる炭水化物を主食とし、心臓病の元とされる飽和脂肪酸を多食しているにもかかわらず、痩身を保って心臓病にならないのか？　キタバ人が食べている炭水化物の大半はレジスタントスターチであり、カロリーをほとんどもたらさないからだ。そんなうまい話があるのかって？　レジスタントスターチはスターチ（でんぷん粉）の一種で、胃腸管ではトウモロコシ、米、小麦その他の典型的なでんぷん粉や糖とは異なる振る舞いをする。つまり、あっという間にグルコースに変換（血糖）されてエネルギーとして燃焼される。脂肪として貯蔵されることはない。ヤムイモやタロイモ、プランテインバナナ

（食用バナナ）その他のレジスタントスターチは、小腸を素通りするのだ（こうして複雑なでん粉を分解する酵素に抵抗力《レジスタント》を持つことが命名の由来）。だから糖分として吸収されてインスリン値を急上昇させることがないのだ。さらに良いのは、レジスタントスターチは医師があなたの腸内細菌叢のために処方するものである。腸内細菌叢はレジスタントスターチをむさぼり食って繁殖し、一方でそれを酢酸塩、プロピオン塩酸エステル、酪酸塩エステルなどの短鎖脂肪酸に変換する。これらは結腸や神経が何より好む燃料である。さらにレジスタントスターチはあたかもプロバイオティクスのように腸内の「善玉」菌の割合を高め、消化と栄養吸収を良くするばかりか、腸内粘膜を育む細菌の成長を促す。(8) 粘膜が厚くなるほど突破できるレクチンは減り、レクチンが引き起こす体重増加やその他の問題も減る。(9)

血糖値やインスリン値を上げないことに加え、レジスタントスターチは次のような理由で体重管理に役立つ。

- 小麦その他の急速に代謝される炭水化物を代替することで、カロリー摂取量を減らす。(10)
- 腹持ちが良いので食べる量が減る。(11)
- 脂肪燃焼を促し、食後の脂肪蓄積を減らす。(12)

孤島に暮らして来る日も来る日もタロイモを食べなくても、レジスタントスターチの恩恵にあずかることはできる。パートⅡでは、腸内微生物に優しい食品を紹介し、そのメリットを最大限に引き出すための準備について説明する。

木の葉が高脂肪食？

ゴリラは典型的な草食動物で、主に木の葉を食べて暮らしている（時には昆虫なども食べてはいるが）。驚いたことに、日に7kg以上もの脂肪のない葉を食べながら、消化吸収するカロリーの60～70％は脂肪由来である。なぜか？　善意の移民労働者こと腸内細菌が植物の細胞壁を破壊して発酵させ、燃料として使える形――脂肪主体にし、それを吸収しているのだ。だからゴリラが「食べて」いるのは、結果的に高脂肪食ということになる。キタバ人と同じなのだ！

その他の長寿痩身民族

グローバリゼーションが進むにつれて、伝統的な食事が嘆かわしい西洋式の食事にどんどん取り変わられていることにも触れたい。長寿と健康はキタバ人の専売特許ではない。沖縄人、クレタ人、サルディニア人も長寿で知られている。彼らの食事は多様だが、いずれも腸内微生物叢を養う食品を取っている。これらや私が長年教鞭を取ったカリフォルニア州ロマリンダ大学を運営するセブンスデー・アドベンチスト教会の信徒を含む長寿社会を調べると、社会的多様性の裏に驚くほど共通する食のパターンが浮かび上がってくる。沖縄人はダイジョ（ヤムイモの一種）、キタバ人はタロイモと、レジスタントスターチを大量に含む食事を取っている。クレタ人とサルディニア人は高脂肪（オリーブ油）食を取り、アドベンチスト教徒は菜食主義者であるにもかかわらず60％が脂肪で構成された食事を取っている。

では何が共通項なのか？　動物性タンパク質の摂取が最小限であることだ。大半の長寿社会では、カロリーの大半をタンパク質以外から取っている。そして沖縄人やキタバ人のような高炭水化物食の人々でさえ、レジスタントスターチを腸内細菌叢の力を借りて脂肪に変換している。こうした長寿社会の食事については、パートIIで改めて触れる。

子供の肥満はピザとチキンのせい

この1世紀の間に米国の食事が劇的に変わったことは明らかだ。特に過去半世紀に、私たちの体重は大幅に増えた。リサン・シェリ・ギッツナーは、アクロン大学の都市論と公共政策の博士論文で、米国の食事の変化と小児肥満の関係を調べた。[13]「農場から太った子供へ」と題された彼女の論文は、農政変更の予期せぬ影響として食糧供給が大きく変わったことに触れている。これによって安価な加工食品や精製食品が生まれ、その消費増大は子供の肥満に関係している。1960年代から、トウモロコシ、小麦、ビート、菜種、大豆などが集中栽培され、1900年ごろに比べ食糧供給は一変した。このシフトによって牧草肥育の肉、それからできるバターやラード、虫を食べて育った鶏、根菜の多食、旬の時期だけ手に入った果物などは様変わりした。多価不飽和脂肪や砂糖などをたっぷりと含んだ果物製品、例えばリンゴジュースなどに置き換わったり、加工食品や野菜をあまり含まない食品などが増えた。徐々に上がっていった子供のBMIは、この食品消費のパターンに沿っている。

とはいえ、子供の肥満率増加と完全に一致する食品は2つだけ、もちろんピザとフライドチキンだ。1970年代から、子供たちはこうした食品を多食し始めた。どんな公立学校でもよい、給食のメニューを調べてみればわかる。ピザとチキンが多いほど生徒のBMIは上がる。ギッツナーの焦点はレクチンではなく公共政策だが、ピザとチキンはいずれもレクチン爆弾だ。通常のピザは、レクチンを大量に含む3つの材料からできている。小麦、カゼインA1とインスリンのように働く成長因子を大量に含むチーズ、そしてソースのトマトだ。チキンはどうかって？　庭を歩き回って昆虫を食べていたかつてと違い、今日の大半の鶏は、その短い生涯をエストロゲン類似物質のヒ素やフタル酸を混ぜた大豆とトウモロコシを食べて過ごす。この鶏肉にパン粉の衣をまぶして、ピーナツ油や大豆油で揚げれば、まさしくレクチン爆弾のでき上がりだ。ピザやフライドチキンを常に食べていれば、体内のレクチン濃度は高まり、それにつれて体重もほぼ確実に増える。

この込み入った健康危機をよく理解した今、あなたは自責の念から解放されているはずだ。悪いのはあなたではない。食品、パーソナルケア製品、照明、さまざまな新薬などをめぐる変化こそが肥満や健康問題の原因なのだ。今度は本来の身体と健康を取り戻す番だ。私は患者にいつも言うのだが、身体は1つしかない。家や自動車の手入れと同じ程度の手間を身体にかけてやるだけで、健康な長寿という見返りが得られるのだ。さあパートⅡに移ろう。健康的な体重と活力あふれる暮らしを取り戻すためのツールとガイダンスを伝授しよう。

PART II

プラントパラドックスプログラムを始める

6

Revamp Your Habits

第6章 習慣を見直す

さて、おまちかね。プラントパラドックスプログラムの背景にある科学と恩恵を理解した今、健康管理に取り組む番だ。だがその前に、このプログラムの4つのルールと、パートⅡの核心となる次の言葉を覚えてほしい。

決心が揺らぎ、何かを食べる口実を探そうとし、「でもこれは健康的な食品なのだから」と自分に言い聞かせようとするたびに、ルールその1に立ち戻ること。

過去16年間、私が自院で診てきた多くの患者から学んだことがルールその1を生んだ。肝心なことは何を食べ始めるかよりも、むしろ何を食べるのをやめるかの方だ。プログラムを始めて白斑《はくはん》が治ったトニーが好例だ。肌に色素が戻ってきた時、その奇跡的な回復は、非炎症性で、抗酸化物質に富み、低炭水化物でオリーブ油を多用する食事法のおかげと解してもおかしくなかった。大半の食事法の考案者はそんな宣言をする。だが正直言えば、その手の主張の大半はまったく勘違いである。なぜか？　トニーに大きな効果をもたらしたのは、私が食べろと言ったものではなく、食べるなと言ったものだったからだ。

従うべきルール

プラントパラドックスプログラムを成功させるには、次の４つのシンプルなルールに従うことだ。

ルールその1

何かの食品を食べることより、何かの食品を食べないことの方がずっと大事

このルールを初めて述べたのは、私の知る限り、かつて奉職していたロンドンのグレート・オーモンド・ストリート病院のジョン・スーシル教授である。このルールに従い、そしてプラントパラドックスプログラムの食品リストに従いさえすれば、驚くほど長く健康な暮らしを手に入れられることはうけ合いだ。別に何も食べるなというのではない（もっとも、水しか取らない

断食によってさまざまな病気が治ることは驚くほどだが）[1]。このルールはヒポクラテスの教え「万病は腸に始まる」に沿っている。腸を傷めつけるのをやめれば、総じて快調になるのだ。腸内微生物叢はあなたを「あなた」にしている細胞の90％を占め、あなたを「あなた」らしくしている遺伝子材料の99％を含んでいる。だから腸内の出来事は腸内だけにとどまらない。それがルールその2につながる。

ルールその2

腸内微生物叢に気を配り養うこと。そうすれば彼らはあなたに気を配り養ってくれる。なにしろあなたは、彼らの棲みかなのだから

このルールを言い換えると、腸内細菌に彼らが望むものを与えれば万事丸く収まる、だ。簡単そうだが、あまり簡単ではないことがある。パートⅠを読めば、今や私たちは事実上、腸内に荒廃地を抱えていることがわかったと思う。抗生物質、制酸剤、ＮＳＡＩＤｓなどを長らく用い、加えて高脂肪で高糖質の西洋式食事をしてきたおかげで、かつての見事な熱帯雨林は今や荒れ果てている。「食の砂漠」とは質の良い食べ物を望んでも手に入らない地域を言うが、自分の腸は居住に適さない食の砂漠だと思ってほしい。そこでは悪玉菌だけが、あなたが彼らに与えるものをむさぼり食って暮らしている。まるで映画『リトル・ショップ・オブ・ホラーズ』で「食べ物を頂戴、セイモア。食べ物を！」と叫んでいた食肉植物オードリーⅡのようだ。悪玉菌もオードリーよろしく砂糖、精製炭水化物、飽和脂肪酸を、つまりジャンクフードを求めている。それがルールその1に立ち返らせる。悪党どもを兵糧攻めにせよ、そうすれば連中はいなくなる。単純なことだ。

SUCCESS STORY

小さくて大きな一歩

リディア・B（23歳）は、しつこい咳とのどの痛みに悩まされていた。彼女の主治医はそれを広範囲抗菌スペクトル性抗生物質の連続投与で型通りに治療しようとした。発疹が出ると、医師は「抗生物質性発疹」と言い、それが治らないとみると彼女をリウマチ医に紹介した。リウマチ医は彼女を全身性エリテマトーデスと診断し、大量のステロイドを投与した。発疹は治ったが、そのころには吹き出物、肥満、そして気分変動などステロイドの副作用を抱え、かつてのはつらつとした女性はみじめに暮らしていた。絵に描いたような話だ。腸内の友人が無差別爆撃で死に絶え、悪玉菌が侵入し、免疫機構が仲間を誤爆していたのだ。

私が介入してからは、真っ先にレクチンの摂取に歯止めをかけ、腸壁を修復し、腸内細菌叢を回復させることに専念した。ステロイド投与を急減させ、プラントパラドックスプログラムを始めた。リディアは3カ月でステロイドをお払い箱にし、ニキビは消え、顔等の発疹も消失し、体重は減り始めた。うつ症状も軽くなっていった。万事順調。

それから数カ月後の朝、リディアはパニックになってたまたま書類整理をしていた私の元に駆け込んできた。見ると頭から足の先まで真っ赤な発疹に覆われている。典型的な多型紅斑、全身性エリテマトーデスにおける自己免疫反応だ。彼女が恥ずかしそうに告白したのは、前夜、サワードウブレッド（酸味のあるパン）を食べて目が覚めたらこうなっていたのだということだった。幸いにも投薬治療で収まったが、彼女にとっては骨身に沁みる教訓となった。

ルールその3
果物はキャンディーと同じ

果物が健康に良いという考えは、かなぐり捨ててほしい。既述の通り、旬の果物を食べることは私たちの祖先を太らせ、冬に備えさせた。だが今では果物など年中たっぷりと出回っている。フルーツサラダを健康的な食事と思って注文するのは、ボウルいっぱいのキャンディーを注文するのと同じである。毒性は変わらない。種のあるものは果物だ。すなわち、ズッキーニ、トマト、アマトウガラシ、ナス、ピクルスなども果物なのだ。これらは食べると、遺伝子や脳にもっと果物らしい果物、例えばリンゴなどと同じ化学的メッセージを送る。冬に備えて脂肪をためろ、だ。それ以上に、多くの人が驚くことだが、果物に含まれる果糖を食べると、腎臓

が腫れあがって痛み、死にいたることもある。(2)

付言すると、食べても良い果物が3種類だけある。まだ青いバナナ、マンゴー、パパイヤだ。未熟なトロピカルフルーツは糖（果糖）をあまり含んでおらず、代わりにレジスタントスターチ（難消化性でんぷん）が豊富だ。私たち人間はそれを分解する酵素を持っていないが、腸内細菌が好んで食べる。グリーンパパイヤとマンゴーは、サラダにもってこいだ。グリーンバナナの粉は、小麦を使わないパンケーキやベイク製品に入っている。熟してから食べてもよい唯一の果物はアボカドだ。糖をまったく含まず、良質な脂肪と可溶性繊維でできており、それは減量と脂溶性ビタミンや抗酸化物質の吸収に役立つ。

次に述べることはパートⅠでも触れたが、とても大切なので、ルールその4として扱う。

ルールその4

あなたはあなたが食べているものであり、食べてきたものである

もし、人工的に飼育された牛肉や鶏肉（卵、乳製品も含む）、養殖魚を食べたら、トウモロコシや大豆を食べたも同然である。大規模畜産農家等はほぼ必ずこれらを飼料にしているからだ。

カロリーは問題にあらず

どうして私は、1日に何カロリー取ればよいのかを話していないのか？　かつての摂取カロリーの考え方では食べたものが全部吸収されることを前提にしていた。だがプラントパラドックスプログラムでは腸内微生物叢が取り入れたカロリーの多くを消費するという驚くべき働きをするので、それはもはや問題ではない。腸内細菌叢はそのカロリーを自己増殖に使ってあなたが吸収できないようにするか、健康増進に役立つ特殊な脂肪に作り替えてくれるのだ。このプログラムでは、体内の友人たちにたっぷりとえさを与えてやらなければならない。つまり、これまでよりもずっとたくさん食べて、それでも体重が減るのだ。本当である。友人のテリー・ワールズ博士が言うように、この証拠はトイレの便器にとぐろを巻く蛇となって目にすることになる。

何を食べ、また食べないかについては、次の章から詳しく説明する。腸内細菌叢を回復し、プログラムの3つの段階を進みながらレクチンを含む一部の食品に対する耐性がつくにつれて、あなたの食品選択の幅は広がる。だが大半の「ダイエットプラン」と違い、カロリー計算や炭水化物量の測定などはしない。注意しなければならないのは、動物性タンパク質の摂取量だけである。

トウモロコシというごちそう

標準的な米国の食事ではトウモロコシはどこにでも入っている。特に多いのは加工食品だ。ファストフード店はコーン油、コーンスターチ、コーンミール、コーンシロップ、その他コーン由来のさまざまな原材料に頼っている。ざっと480種のさまざまなファストフード店のハンバーガーを調べたところ、そのほぼすべて、驚くなかれ93％からC4炭素が検出され、肉牛がトウモロコシで肥育されたことがわかる。[3] それなら今度からチキンサンドイッチにしようと思うのは早計だ。チキンサンドイッチの肉も、同様にトウモロコシから作られている。実際、この調査で調べたファストフード店のすべてのチキンの仕入先は鶏肉会社タイソン1社で、この会社ではトウモロコシ飼料のみで鶏を育てている。こうしたファストフード店ではトウモロコシから逃れる術はないのだ。

もしハンバーガー肉の93％がトウモロコシ由来であるなら、おのずと「私の身体の何％はトウモロコシからできているのか？」という疑問が湧く。良いニュースを先に聞きたい？　93％よりは低い。では悪いニュースの番だ。カリフォルニア大学バークレー校の研究者らは典型的な米国人の髪を調べ、その69％はトウモロコシ由来であることを明かしている。[4] 健康専門家として有名なサンジェイ・グプタの髪さえ、まさしくこの比率でトウモロコシ由来の炭素を含んでいた。[5] さて衝撃的なことがある。同じ試験を典型的な欧州人に施したところ、たった5％だったのだ。

残念ながら、さらに悪い話がある。米国で栽培されているトウモロコシの大半（家畜の飼料になるもの）は、Ｂｔコーンと呼ばれる遺伝子組み換え品種である。これはマツユキソウから取った強力なレクチン生成遺伝子をトウモロコシに挿入して害虫耐性を高めたものだ。そしてこのレクチンを含んだトウモロコシを食べた牛、鶏、豚の肉を食べ、その牛乳を飲んだあなたにも、レクチンは受け継がれていく。このレクチンには誰もが反応し、米国の母親の母乳からも検出されている。

さらに感心しない話がある。遺伝子組み換えトウモロコシを与えると鶏は骨量減少や骨粗しょう症になるのだ[6]（これらの骨疾患は、閉経後の女性に起きることである）。鶏がブロイラーで詰め込み飼育されている理由のひとつは、彼らの足の骨があまりにももろく、歩き回らせていると折れるからである。だから鶏の胸肉を食べて骨粗しょう症の薬を飲んでいるのなら、ニワトリが先か骨粗しょう症が先か、よく考えることだ。原因はまたしてもトウモロコシである。あなたは、あなたが食べているものが食べていたものを食べているのだ。[7]

家畜は日常的に抗生物質を与えられているので、抗生物質の耐性菌を宿している。致死的な下痢をもたらすからと畜肉がリコールされるニュースは日常的になっている。

悪い話はまだ続く。鶏、鶏卵、豚、牛、牛乳はアフラトキシンで毒されている。これはトウモロコシ、小麦、大豆に取りつくカビや菌が生み出す毒物だ。こうした化合物は人畜共通に有害で、遺伝子変異や発がんと結びつけられている。[8] 穀物や大豆（鶏の飼料になるもの）はとりわけアフラトキシン汚染が起こりやすい。[9] アメリカ農務省（USDA）では、鶏、七面鳥、牛、豚などの飼料になるトウモロコシ、穀物、大豆の菌性の毒物の許容量について基準を設けているが、こうした毒物が最終製品すなわち私たちが食べる肉や牛乳にどれだけ含まれるかについては、何の管理も基準もない。そして率直なところ、その残留量たるや極めて多いのだ。USDAはまるで、人間によるこうした毒物の摂取を防ぐことよりも、家畜がそれを摂取しないようにすることを気にかけているかのようだ。今度チキンマックナゲットを注文する時には、肉と衣の両方からアフラトキシンを取っているかもしれないと考えてみることだ。そこに牛乳を添えれば、アフラトキシン摂取の可能性はさらに増す。

SUCCESS STORY

多発性硬化症と戦うより食事の変更

マーシア・D（29歳）という美人が、慢性で進行性の多発性硬化症で私の元に紹介されてきた。大量の免疫抑制剤を投じ、グルテンを避けておおむね菜食にしても効果はなかったと言う。ブレインフォグは絶えずあり、左腕の進行性のしびれのため通勤も困難なので、自宅勤務を余儀なくされていた。グルテンフリー食にした後はいくらか改善もあったようだが、好きなグルテンフリー食――コーンチップス、ポテト、トマトなど――が、問題を起こしているようだった。血液検査の結果は、おなじみのレクチン過敏性とそれを含む食品摂取を表していた。レクチンを含む食品を排除すると、彼女は3カ月で投薬治療を脱し、ブレインフォグと腕のしびれも収まって通勤を再開できた。

それが5年前のことだ。最近の血液検査の結果はレクチンを食事から追放したことを示していたが、彼女は時折、電話で助けを求めてきた。あるパニック状態での電話は特に記憶に残っている。朝、目覚めると左手の指がしびれ、頭にもやがかかっていたと言う。「昨夜、何かした?」と聞くと、「数人の友人と集まってグルテンフリーピザを一切れ食べました」と言う。グルテンフリーピザはレクチン爆弾だ。ピザ生地は通常、オーツ麦、トウモロコシ粉か米粉でできており、トマトソースやカゼインA1変異種の乳から作ったチーズがのっている。問題の原因に察しがついただろう。私は、何でそんなものを食べたのかと問いただした。彼女は、私はもう35歳で子供じゃない、普通に暮らしたいと言った。「結構。では車いすで人生を楽しんでください。選択はあなた次第です」。それっきり、彼女の意志は揺らいだことがない。

友人の助け

ルールその2に戻ろう。腸内の友人こと善玉菌についてだ。こうした友軍バクテリアは、環境（あなたの身体）に投資するご近所さんのようなものだ。目標は彼らを保護し育んでやることだが、私たちはえてしてむしろ悪玉菌を優遇してしまい、その結果、善玉菌は引きこもってしまう。だが悪玉菌を兵糧攻めにして善玉菌の生息条件を整えてやれば、彼らはまた環境を整備してくれる。さらに、自分に必要なものを要求するようにさえなるのだ。「肉と付け合わせのポテト」が大好きだった患者が数カ月ほどプログラムに参加した後に、グリーンサラダがほしくてしょうがないというのを見て、私は長年にんまりしてきた。実際、ほんの2～3日でも野菜を切らすと、サラダバーを血眼で探すようになる。彼らは自分の行動の変化に目を白黒させているが、それを操っているのは新たな菌たちである。腸内細菌叢が野菜を食べろと指示しているのだ。善玉菌たちは、「私たちの棲みかを良くするために手助けしろ」と声を限りに叫んでいる。

腸内の友人たちからの何よりの贈り物は、食欲を管理して渇望感をなだめてくれることだ。このおかげでいつも食欲を我慢せずに済むし、カロリー計算をする必要もなくなり、おいしそうなジャンクフードから目をそらさなくてもよくなる。腸内の友人に彼らが求めるものを与えてやれば、見返りが得られるのだ。[10] 悪い食べ物への渇望感をもたらす悪玉菌は、じきに腸内から姿を消す。

高タンパク・高脂肪・低炭水化物食の人々を苦しめる強い食欲は、魚介類をタンパク源にしていたり、野菜やサツマイモなどの塊根《かいこん》からレジスタントスターチを取っている人には起こらない。だが高タンパク質食はえてして牛脂や他の畜肉の飽和脂肪酸を含む。腸内のリポ多糖（LPSs）はこうした飽和脂肪酸に乗って腸壁をすり抜け、それから脳の飢餓中枢である視床下部に直接運ばれる。その結果、脳内で起きる炎症が空腹感を引き起こすのだ。

プラントパラドックスプログラムには、パレオ食や他のケトン食のような動物性脂肪を大量に含む食事法と違ってこうした絶え間ない空腹感がない。このプログラムは適量の動物性脂肪のみを含む。肉、魚を食べない菜食主義者や、乳製品や卵さえ食べないヴィーガンの人々もいることをお忘れなく。人は動物性タンパク質を食べなければならないと主張する人は、やがてゴリラでも知っていることを学ぶ羽目になる。木の葉っぱには、筋肉の元になるタンパク質がたくさん含まれているのだ。馬だってハンバーガーを食べてあの美しい筋肉を作っているわけではない。

プラントパラドックスプログラム概観

プラントパラドックスプログラムの革命的なアプローチは、望みうる最高の健康と適切な体重をもたらす助けになる。その方法は、あなたとあなたの腸内細菌がともに必要とするものを供給することだ。これからの3つの章では、このプログラムを構成する3段階について述べる。まずはその概観を。

フェーズ1

まず3日間の浄化期間で腸を回復させ、腸内微生物叢の善玉菌を強化し、悪玉菌をあらかた追い払う。だが悪者の失地回復を防ぐには、すぐさまフェーズ2に移行しなければならない。

フェーズ2

ここからがプログラムの核心だ。とにかく2週間、私の言う通りにしてほしい。そうすれば、人生を取り戻させてみせる。2週間後には変化を強く実感し、6週間後には新たな食習慣がしっかり根づいているはずだ。この間、ある種の食品を食べるのをやめるか減らし、またある種の食べ物を増やしてもらう。そのあらましはこうだ。

●まず、主なレクチン源（穀物、豆類、トウモロコシ、大豆。これらはエストロゲン類似物質も含んでいる）、遺伝子組み換え食品、除草剤のラウンドアップで栽培された作物、飽和脂肪酸の多くを排除する。これらには、免疫機構を過敏にする全粒穀物も含まれる。

●あらゆる砂糖と人工甘味料を排除する。

●身体を臨戦態勢にし、脂肪をためさせ、飢餓感をもたらすオメガ6脂肪酸の摂取をできるだけ減らす。

●ケージ飼育の鶏（放し飼い鶏と称するものも含め）、家畜（とそれから作る乳製品）、養殖魚を除外する。これらは抗生物質とオメガ6脂肪酸がたっぷりでラウンドアップが残留したトウモロコシを与えられている。

●軽食として少量のナッツ、グアカモーレ（ワカモレとも言う。アボカドをつぶして作るクリームソース）、あるいはハス・アボカド（日本で通常売られている品種。以下、アボカド）の半分は食べても良い。(11) やがてこれが取るべき食品だと実感し、間食などほしくなくなるだろう。間違った食品は逆に、食べれば食べるほど飢餓感がつのるものだ。

●内分泌かく乱物質の使用を全廃し、次のようなものを摂取する。

あらゆる葉菜とある種の野菜、大量の塊根《かいこん》その他のレジスタントスターチを含むもののみを食べる。当初は果物も食べない。その後、旬の果物だけを「お菓子」として再導入しても良い。

●オメガ3脂肪酸の摂取を増やす。特に魚油、エゴマ油、フラックスシード（亜麻仁《アマニ》）油、その他の認められた油に含まれているもの。アボカド、クルミ、オリーブ、マカダミアナッツの油などだ。中鎖脂肪酸トリグリセリド（MCT）も良い。いずれも腸壁を速やかに修復してくれる。

●日に約200グラムまでの動物性タンパク質を取る。オメガ3脂肪酸が豊富で血管を破壊するNeu5Gcを含まない天然の魚介類を主体とすること。放牧鶏卵やオメガ3脂肪酸強化鶏卵も良い。

●日常のタンパク源としては、牛肉は牧草で育てられたか放牧育ちのものを約100グラムまでに限り食べて良い。こうした牛は穀物や大豆を飼料とした牛よりオメガ3脂肪酸が豊富でオメガ6脂肪酸が少ないが、Neu5Gcはやはり大量に含んでいる。

●乳製品はカゼインA2乳から作ったものだけ（そうであれば牛、羊、山羊、水牛などどんな動物の乳でも良い）を取る。ただしギー〔インドなどで古くから作られているバターの一種〕を例外として、どんな乳製品もNeu5Gcを含むので量は控えめに。

フェーズ3（任意）

魚介類を含むあらゆる動物性タンパク質の摂取を1食当たり60グラム程度、日に約100グラム以下に減らし、断続的に断食する。

第10章で述べる集中ケアプログラムは、糖尿病、がん、腎不全など、あるいは認知症、パーキンソン病、アルツハイマー病、筋萎縮性側索硬化症（ALS）などの神経疾患を患う人のためのものだ。該当者は3日間の浄化期間をすぐに始め、その後は第10章に従ってほしい。フェーズ2に移行するタイミングは後述する。

菜食主義者やヴィーガンへのうれしい知らせ

私の臨床患者には、多くの菜食主義者やヴィーガンがいる。残念ながら、彼らの多くはパスタ、穀物、豆類を食べている。彼らにこうした通常の植物性タンパク源をやめるよう説き伏せるのは、それが不調の原因であるにもかかわらず、長年お互いに悩ましかった。だが幸いにも、多くのそんな「坑道のカナリア」たちと協力して解決法を見出した。まず良き第一報を。圧力調理器は、豆類のレクチンを破壊できる。圧力調理すれば、豆類は素晴らしい植物性タンパク源だ。他のナス類やカボチャ類（実は果物）についても同じである。さらに良いのは、こうしてレクチンを除去した圧力調理豆は腸内細菌叢のごちそうであり、長寿や記憶力強化に役立つ。それだけではない。多くの自然食品店では、化学物質を含まないBPAフリー缶の豆類を販売している。このため菜食主義者やヴィーガンも、プラントパラドックスプログラムのフェーズ2で適切に下ごしらえされた適量の豆類や他のレクチンを含む食品を取ることができる。

残念ながら、小麦、ライ麦、大麦、オーツ麦などのレクチンはこれでも破壊できないので、やはり禁物だ。だが圧力調理器は、他の穀物や雑穀のレクチンなら破壊できるので、安全に食べられる（次の「圧力調理器は最新式を」参照）。実際、レクチンが破壊されるので、体重増加作用も弱まる。だが仮にこれらの食品を取るにしても、フェーズ3までおあずけだ。人間には本来こうした穀物は必要ないことをお忘れなく。

菜食主義者やヴィーガン、さらには動物性タンパク質の摂取を減らしたいと思っているすべての人を応援したい。あなたと真の健康の間に立ちはだかっているものは、豆類とある種の穀物のレクチンだけで、それは調理台の上であっという間に粉砕できるのだ。

圧力調理器は最新式を

圧力調理器なんて危険ではと気が進まないかもしれない。1950年代に育った人なら誰でも、圧力調理器が爆発してひどい騒動になった、使用中に大やけどをしたという話を耳にしているはずだ。当時の圧力調理器は1つの制御機構しか備えておらず、危険なほど高圧になることがあった。だが今日の圧力調理器は違う。金属製の噛み合わせ蓋は大変な圧力に耐えられるし、気密ガスケットを備え、定圧に保つためのバルブもついており、また驚くほど手ごろにもなっている。クイジナート社やインスタントポット社などの自動式の製品なら、調理が終わったら勝手にスイッチが切れる。面倒のないレクチン知らずの暮らしには、質の良い圧力調理器が欠かせない。

タンパク質の適量はどのくらい?

十分なタンパク質を取ることは、活力と筋肉のために欠かせない。そしてタンパク質を食べることは、必須アミノ酸補給のため必要だ。しかし、大半の米国人は、必要以上のタンパク質、それも動物性タンパク質を取っている。政府がトウモロコシやその他の穀物、大豆などに助成金を出し、それらが家畜、家禽、さらには養殖魚のえさとして与えられているため、動物性タンパク質はばかばかしいほど安い。だからといって、一度に450グラムものサーロインステーキを平らげる必要はない。既述の通り、大量のタンパク質を代謝することは高血圧、肥満、そして寿命短縮に関わっている。[12] さらに、動物性タンパク質に含まれるある種のアミノ酸――メチオニン、ロイシン、イソロイシン――は、どうやら急激な老化とがん成長の元凶のようである。[13]

では実際、どの程度のタンパク質が必要なのか？　たいていの推奨値は体重ではなく痩せた状態の体格指数に基づいており、それは複雑な計算を要する。だが簡便な指標として、南カリフォルニア大学長寿研究所のヴァルター・ロンゴと私は、体重1kg当たり0・37グラムのタンパク質で良いと考えている。[14] 体重68kgの男性なら一日のタンパク質の必要量は25グラム、56kgの女性ならおよそ21グラムで足りる。自分の体重（kg単位）に0・37をかければ必要量がわかる。大まかな感じとして、ざっと20グラムのタンパク質とは、プロテインパウダーならひとさじ、鶏卵なら2・5個、魚や鶏肉なら60グラムから100グラム程度、マグロなら100グラム弱、イワシなら100グラム強、カニ缶なら100グラム弱程度だ。動物性タンパク質摂取の目安としては、「1で十分」と覚えてほしい。1日に100グラム程度で十分なのだ。

そして「タンパク質」混合のわなに要注意。毎食必ず必須アミノ酸を取らなければならないというのは誤解だ。身体は必須アミノ酸をリサイクルするようにできている。毎食すべての必須アミノ酸を取る必要はないのだ。

さらに複雑なことがある。前記の1日の必要量は、私たちが日々、はがれ落ちた腸壁細胞や粘液からざっと20グラムのタンパク質を再利用していることを計算に入れていないことだ。粘液や腸壁細胞はいずれもタンパク質を含んでおり、粘液が作られ腸壁細胞が死んではがれ落ちるたびに、私たちはそれを消化吸収している。消化機構は実に始末屋なのだ。この再利用を計算に入れると、前記のただでさえ少ないタンパク質必要量よりもさらに少なくて良いことになる。つまり必要なタンパク質量とは、驚くほど少ないのだ。

実際には、朝食にMサイズの卵を2つ（タンパク質量で15グラム程度）、昼食に大盛りのサラダに30グラム程度の山羊のチーズ（同じくざっと5グラム）をのせたもの、間食に一つかみのピスタチオ（ざっと3グラム）、夕食に80グラム程度の鮭の切り身（22グラム）を食べたら、1日の必要量をはるかに超えてしまうのだ。そしてこの計算には、野菜に含まれるタンパク質量は含んでいない。そう、野菜にだってタンパク質は含まれているのだ。蒸したカリフラワー半カップで1グラムのタンパク質が取れる。石焼き芋（中）で2グラム、アーティチョーク1個で4グラムだ。タンパク質なんてどんどん積み上がっていくものだし、じきにわかるが私はプラントパラドックスプログラムの初期においてタンパク質を大目に取ることにも寛大だ。だがフェーズ3では、当然のことながら、タンパク質の摂取量全般と動物性タンパク質の摂取の両方とも、大きく制限することになる。

つべこべ言うな、問題はやる気だ

パートIでは健康的とされながら、実はそうではない食品について述べた。プラントパラドックスプログラムの新参であるあなたは、いまだに全粒穀物、トウモロコシをえさとした有機飼育鶏、牛乳由来のヨーグルト、枝豆、豆腐といった「健康的」とされる食品を全廃してしまうことに一抹の疑念を持っているのではないか？　だがプログラムを成功させるには、このハードルを越えなければならない。このプログラムは一方でとても単純である。他のどこにたった4つのルールからできている食事プログラムがあるというのか？　だが、もしあなたがタンパク質過剰な標準的な米国式食事に慣れていたり、健康的とされる食品をいそいそと取っているのなら、またジャガイモとヤムイモの違いもわからないままさまざまな野菜を食べているのなら、これは確かに精神的、肉体的な見直しを必要とするものだ。食生活を変えて、健康状態とたいていは体重も大きく変わりこのプログラムの支持者となった患者たちから、当初聞かされた言い訳を次にあげる。彼らの劇的な回復ぶりを聞けば、あなたもおそらく健康、体重、そして精神的な安らぎなど心身全般に大きな違いをもたらすためにこのプログラムに取り組む気になるだろう。次の言い訳のどれ1つにも邪魔をさせてはならない。

言い訳その① すでに十分に痩せ、健康的で、活動的だから

もしそうなら、食生活を変える必要など感じないかもしれない。だが次に紹介するのは、一見すると健康的だが、実は深刻な健康リスクを抱えていることを自覚しておらず、さらにはもっと深刻な問題にさえ無自覚だった男の話だ。幸いにも、彼はそれに気がついて、手を施す決心をした。仕方がない、これも天命とあきらめるのは、決して良い選択肢ではない。

SUCCESS STORY

すべてのデータを改善した極限のアスリート

サイモン・Vが私のところにきたのは、友人の勧めによってだった。彼は40歳にして週に250㎞から300㎞以上もの距離を自転車で走り、引き締まって筋骨隆々、一見して素晴らしい体格をしていた。当初彼は、運動能力を向上させることを目的としていたが、ある検査で健康的な暮らしは近いうちに終わることが露見した。悪玉コレステロールことLDL(コレステロールのべたつき指標)値は極端に高く、善玉コレステロール値は低かった。さらにアルツハイマー病遺伝子と俗称されるApoE4も持っていた

（約30％の人はこの遺伝子を持つ）。幸いにも、私はＡｐｏＥ４保有者に対する食事療法の世界的専門家である。プラントパラドックスプログラムを始めてから、サイモンは体脂肪を驚異の８％まで削り、体重も３・５kg落とした。ＬＤＬ値は１０７から正常値の47になり、ＨＤＬ〔善玉コレステロール〕はやはり正常値の62に上がった。彼は長く健康的な暮らしを送る見込みを高めたばかりか、運動能力も向上させた。今では心拍数１８０を30分間維持でき、安静時心拍数も８ポイント下がった。

言い訳その②　人間の代謝や栄養について深く理解するなんて荷が重い

良いニュースがある。私には何人か、ダウン症や知的障害がありながら、素晴らしい結果にいたった患者がいることだ。また良い結果を獲得した英語を話さない患者も何人かいる。どうしてプラントパラドックスプログラムが効果的なのかを知るために本書を通読することは大切だが、成功はえてして食べるべき食品、避けるべき食品リストに集約されるのだ。

言い訳その③　食生活なんて、この歳になってとても変えられないよ

私がパームスプリングスで診ている患者の多くは引退者だ。そして高齢者や重篤な患者が食

生活の変化に取り組んで暮らしを良くする様子に、いつも驚かされてきた。健康増進に遅過ぎることはない。年齢に関係なく、あなたの体細胞の90％は3カ月ごとにそっくり入れ替わっているのだ。質の良い食事でこうした新たな細胞と体内微生物叢を育んでやれば、まったく新たな自分に生まれ変われる。

これでも一抹の疑念が晴れなければ、次のような事実を考えてほしい。

●大型類人猿は冬に備えて果物で身を肥やす。あなたとの違いなど、どこにもないはずだ。

●農家は穀物、トウモロコシ、豆で家畜を肥育する。あなたとの違いなど、どこにもないはずだ。

●馬は馬草《まぐさ》が乏しい冬場に向けて、オーツ麦で太らされる。あなたとの違いなど、どこにもないはずだ。

こんな「ルール」など自分には当てはまらないと思うたび、自問してほしい。本当にそうだろうか、と。あなたとの違いなど、どこにもないはずだ。

体重を落とし健康全般を手にしたければ、次章の浄化期間に進んでほしい。

7

Phase 1:
Kick-Start
with a Three-Day
Cleanse

第7章 フェーズ1――3日間クレンズでキックスタート！

プラントパラドックスプログラムのフェーズ1、3日間クレンズ（浄化期間）にようこそ。すでにおわかりの通り、細菌その他の単細胞生物があなたをさまざまに操っており、あくなき食欲や悪い食品への渇望感もそのためだ。こうした侵入者が腸を乗っ取り、好き放題にして、あなたが尻拭いさせられるのだ。そろそろ連中を追っ払う番だ。

園芸家や農家が植え込みの前に土壌を耕すのと同じように、健康の種まきをする前に腸内環境を整えなければならない。フランス語に「テロワール」という言葉があるが、これはワインの個性を生み出す土壌、気候、地域を総じて呼ぶもので、腸内の環境が人それぞれであることにも通じるメタファーだ。膨大な数の患者を診てきた経験から言えば、腸が傷んでいたら、どんなに身体に良い食品を取ってもその甲斐はない。そこにこの3日間クレンズの価値があるのだ。あるいはこれを、緩やかな断食と考えても良い。これによって、腸を休ませ、回復させるプロセスが始まるのだ。

綿密に設計された諸研究で、腸内細菌叢は3日間の浄化で様変わりすることが示されている。だが1日でも悪い習慣に戻れば、善玉菌らは去り、また悪党どもが戻ってくることもある。[1] 重要な点として、誰もが結腸の細菌叢に注目する一方、最近の研究で本当の戦場は小腸であることが明らかになりつつある。[2] 医師や科学者が患者の大便検査を重視するのは、本当の戦場である小腸にアクセスする方法が他にないからだ。腸全体に目配りし、あなたの身体のどこにでも生息する仲間たちを考えるのは、このプログラムだけである。

こうした腸内細菌の育成はとても大切なので、3日間の浄化が終わったらすぐにフェーズ2に移行してほしい。3日間クレンズの有効性についての各種研究は既述の通りだが、フェーズ1は選択性である。何ならすぐにフェーズ2に取り掛かってもかまわないが、その場合は効果が表れるまでいくらか時間がかかることをご承知あれ。

フェーズ1　戦略

まず悪党を根絶やしにして土壌を整えてから新たな植えつけをするために、腸内を整備しよう。この緩やかな断食は、たった3日間であなたの腸内を回復させるだけではない。私たちを病気にし、太らせ、免疫機構を過剰に発動させる悪玉菌の多くを餓死させるのだ。完全な浄化は3つのコンポーネント（要素）から成り立っている。私は3フェーズを完了することをお勧めするが、次に紹介するフェーズ1の3日間食事法に従うだけで結果は表れる。

コンポーネント1　食べてはいけない食品

この短い浄化の間、乳製品、穀物、雑穀、果物、種、卵、大豆、ナス科の植物、根菜、塊根などは食べない。さらにトウモロコシ、大豆、キャノーラなどの炎症性のある植物油も排除する。牛肉などの畜肉もダメ。代わりに野菜、少量の魚や放牧鶏などの食事を楽しんでほしい。この3日間の原案は、良き友人アイリアーナ・スコエリーズがプラントパラドックスプログラムのために設計してくれたキックスタート・クレンズを基本にしている。カタリスト・クイジーン社〔身体に良い食事を提供する宅配会社〕の創設者アイリアーナは、このフェーズのレシピを考案し、その一部はフェーズ2のミールプラン（パートⅢに掲載）にも取り入れられている。アイリアーナ自身も、私が伝授した原則で、持病の慢性関節リウマチを治した。禁止食品を取らなければ、あなたも炎症を消し止められ、身体に回復する余裕を与えてやれる。

クレンズ用レシピの食材の大半は、品ぞろえの良いスーパーマーケットなら入手可能である。

コンポーネント2　食べて良い食品

野菜

●素晴らしき野菜の世界へようこそ。ここでは特にアブラナ科の野菜に重点を置く。あらゆる色と品種のキャベツ、チンゲンサイ、ブロッコリー、カリフラワー、ケールなどだ。他の野菜として、あらゆる種類のレタス、ほうれん草、エンダイブ〔キク科の葉菜〕、カラシナの葉なども良い。他にメニュー入りするものには、アーティチョーク、アスパラガス、セロリ、フェンネル、ラディッシュなどの野菜や、ミント、パセリ、バジル、コリアンダーなどのハーブ類、ニンニクやあらゆる種類の玉ねぎ、ねぎ、チャイブなどがある。海藻類（海苔を含む）もお忘れなく。

●こうした野菜類などは、生でも加熱調理したものでも、好きなだけ食べて良い。もし過敏性腸症候群（IBS）、腸内細菌異常増殖症候群（SIBO）、下痢などの腸問題を抱えている場合は、生野菜を減らし、しっかりと加熱調理したものを食べること。

タンパク質

●一日に、天然魚（魚介類全般）なら約200グラム以下、放牧鶏なら約100グラム以下に限ること。一部のクォーン製品（菌由来のタンパク質による代用肉）、テンペ（非穀物性のもの）、ヘンプ豆腐（麻の実豆腐）なども取って良い。

脂肪と油

●毎日、アボカドを一個食べて良いし、そうすべきだ。オリーブならどんな種類もOK。

●油はアボカド油、ココナッツ油、マカダミア油、ごま油、クルミ油、エキストラバージンオリーブ油、麻の実油、亜麻仁《アマニ》油などに限ること。MCT油（別名液状ココナッツ油）、エゴマ油、スライブアルジー油なども良い選択だが、扱っている店が少ないかもしれない。オンラインならいつでも手に入る。

軽食

●ロメインレタスを器にしてグアカモーレをのせたものを1つ2つ食べるか、アボカド半分にレモン汁をかけたもの、許可されたナッツ類（マカダミア、ピスタチオなど）の組み合わせなどを取る。

薬味や調味料

●新鮮なレモン果汁、酢、マスタード、挽きたてのブラックペッパー、海塩、好きなハーブとスパイスなどを使う。

●市販のサラダドレッシングやソース類はどれも使わない。

飲み物

●毎朝、グリーンスムージーを飲む。

●日にグラス8杯の水道水か浄化水、あるいはサンペレグリノなどのイタリア製発泡ミネラルウォーターを飲む。

●緑茶、紅茶、ハーブ茶、あるいはコーヒー（レギュラー、デカフェともに）はたっぷりと飲んで良し。

●甘いお茶やコーヒーをお望みなら、ステビアエキス（一部製品はイヌリンも含んでおりなお良し。イヌリンのみを含む甘味料もあり、これも良し）などの甘味料を用いる。

特記事項

●少なくとも8時間は寝る。

●適度な運動をする。できれば屋外で。

最上のものだけを

食事や軽食の食材の品質が重要だ。できれば、次のようなものを使う。

●どんな野菜も完全有機栽培のものが良い。

●野菜は生鮮品でも冷凍品でも良い。生鮮品なら旬のものを、地元の持続可能な農業で作られたものを用いるべき。
●魚介類はすべて天然のものを。
●鶏肉は必ず放牧鶏を。

いつも言うのだが、できる範囲で良い。これらのガイドラインに沿えば、栄養を最大量に、かく乱物質やレクチンを最低量に、できるはずだ。現実には有機食品が手に入らず通常品を使わなければならないこともある。だが純粋な食材を用いるほど、浄化期間の効果も上がる。炎症を避けるためには、食用油は認められたものしか使ってはならない。フェーズ1ではアボカド油をソテーに使うが、前記の油の大半は加熱調理に使用しても良い。エキストラバージンオリーブ油に高温は禁物だが低温ならＯＫ。麻の実油、亜麻仁油はまったく加熱できない。サラダなどのドレッシングにのみ使うこと。

コンポーネント3　土壌を耕し「雑草」を抜く

前著で紹介した私の初患者ミッシェル・Ｑは今や105歳！　今も高さ5センチのハイヒー

ルを履いて通院してくる。夜はおしゃれしてお出かけだ。初診の15年前、どうして当院にきたのかと聞いてみた。すると私が、偉大な栄養学者だった故ゲイロード・ハウザーのように話す唯一の医師だからと言う。ハウザーは20代のころの彼女の人生を変えた人物だった。ミッシェルの話がきっかけで、ハウザーの著作はすべて読んだ。そして少しずつ、彼の教えの多くを自分の臨床に取り入れていった。彼の主張を患者にも試してみたが、最新式の血液検査でその主張の大半はやはり正しいと証明された。

ハウザーの最初のルールは、まず腸をできるだけきれいにする、ということだ。彼が考案した植物性の下剤はまさにそのためのもので、悪党どもを根こそぎ退治し、善玉菌のための土壌を整えるものだ。必要不可欠ではないが、この植物性下剤スイスクリスやその類似品は、もう1世紀も愛用されている。そしてこのプログラムをキックスタートさせるにも最適だ。

スイスクリスはオンラインでも手に入る。有効成分はセンナロイドで、1錠当たり8・5mgを含んでいる。他に悪玉どもを退治する成分として、アニシード、キンセンカ、ヒメウイキョウの実、ハイビスカス、桃の葉、ペパーミント油、イチゴの葉などが含まれている。成人は就寝前に2錠を服用する。気乗りがしなかったり粗相が心配なら、別にやらなくても良い。やってみようと思うのなら、浄化期間の前にグラス一杯の水で服用してほしい（錠剤ではなくフレーク剤を使う場合はティースプーン半分が適量）。翌日以降に繰り返しても意味はない。翌朝は外出しない予定の前夜にやるのが良い。

コンポーネント4　サプリメントの手助けを

理想的には、コンポーネント3だけで終わるべきではない。いくつかの天然サプリメントやハーブ類が腸内の悪玉菌、カビ、菌類などと戦う力には、目を見張るものがあるからだ。とはいえ、こうしたサプリ類のどれも、絶対に必要なものではない。だがもしあなたが過敏性腸症候群、リーキーガット、どんなものであれ自己免疫疾患を抱えているのであれば、これを当初の期間に組み入れることを検討してほしい。推奨するのは、次のようなものだ。

- ●オレゴングレープルートのエキスか、その有効成分ベルベリンを含むもの
- ●グレープフルーツシード・エキス（グレープシード・エキスと混同しないように。これも素晴らしいサプリメントだが）
- ●マッシュルーム（エキス）サプリメント
- ●黒コショウ、クローブ、シナモン、ヨモギなどのハーブ類。寄生虫、菌、その他の腸内悪玉菌を殺すため。

報酬を刈り取る

繰り返しになるが、断食や浄化期間によって、たった3日とはいえ、あなたは細菌叢のバランスを改善する準備をしている。それは良いことだが、その後、そのまま元の暮らしに戻れば、良好な腸内環境も三日坊主で終わり、悪玉菌どもが復讐に燃えて戻ってくる。一方、浄化期間終了の翌日からすぐさま善玉菌に優しい食生活、すなわちフェーズ2に移行すれば、達成した目標の足場固めができる。

浄化期間の終了後、あなたはこうなっている。

- 腸内細菌叢のバランスが確実に良くなっている。
- ほぼ確実に1・5kgから2kgは体重が落ちている。これは主に脱水効果によるもの。
- 炎症が劇的に治まっている。
- 炎症が沈静化した分、健康増進を実感できる。
- すぐさまフェーズ2に移行することで、達成した成果を確実にする。

成功のための秘訣

浄化期間の3日の間、身体はおそらく今まで食べていた（そして炎症を促す）食品を激しく求めるだろう。場合によっては空腹やエネルギー切れのように感じるかもしれない。フェーズ1の食事プランで物足りなければ、認められた野菜をもっと食べても良い。ただしアボカド、鶏肉や魚は規定量以上を食べないこと。そして食品に手を出す前に、グラス2〜3杯分の水（水道水か浄化水）を飲んでみること。

この72時間の間、私を恨みたくなるかもしれないが、4日目にフェーズ2に移行する際には、活力が回復し、ジーンズの腰回りが緩く感じられることに気を良くするはずだ。

しつこいようだが、間髪入れずに次のフェーズに移行することが非常に重要だと思ってほしい。4日目の朝からフェーズ2を開始して善玉腸内細菌を維持するのだ。さあ、次に進もう！

8

Phase 2:
Repair and Restore

第8章 フェーズ2——修復と再建

舟が浸水した時に大切なのは、素早く水をかき出すことでも、大きなバケツで水をすくうことでもない。いずれも徒労で、肝心なのは穴をふさぐことだ。同様に、健康問題を抱えているのなら、現代医療が促すようにその進行を遅らせるのではなく、進行そのものを止めなければならない。あなたの身体には自ら完璧な健康を取り戻す力がある。ただし、その力を妨げている食品などの原因を取り除けば、である。

さて、フェーズ1で草むしりが済んだら、今度は最低6週間にわたる腸の修復過程に取り組む番だ。手始めは、腸壁を傷つけ続けているレクチンたっぷりの食品をやめること。フェーズ1を実施した人は、すでにそうしているはずだ。今一度強調するが、いかなる既成概念も捨て、健康を劇的に変えるものは何を食べるかではなく何を食べないかであると肝に銘じよう。この原則をしっかりと心に刻んだら、第6章で紹介したルールその2に移行できる。ある種の食べ物とサプリメントを取ることで、善玉の仲間こと腸内細菌叢を養うことだ。善玉菌たちは、フェーズ1の間にすでに隠れ家から出てきている。同時に悪玉菌は、彼らの好物を断つ兵糧攻めで弱っている。治す力を妨げる他のかく乱物質も同じだ。

言っておくが、これまで健康的だと言われながら、その実あなたを病気にしていた多くの食品を排除するのだから、最初の2週間は楽ではない。さらには、活力不足や頭痛、不機嫌、こむら返りなどの禁断症状も経験するかもしれない。もしそうなら、次の言葉を思い出してほしい。中毒とは、何かが身体に悪いとわかっていながら、それをせずにはいられないことだ、と。当初の2週間は私を恨むかもしれないが、その後は感謝したくなるはずだ。だがたとえ2週間で効果を実感しても、それを定着させるには最低6週間続けなければならないことをお忘れなく。とにかく6週間続けてみれば、後はいわば自動運転のようなものとわかる。

次に短い食品リストを提示する。最初の2週間は、「イエス・プリーズ」食品リストのものだけを口にし、「ジャスト・セイ・ノー」食品リストのものは決して食べないでほしい。最初の2週間の反応次第では、少しずつレクチンを含む食品を取り入れ直しても良いが、最初の6週間はそれをしないことを強く推奨する。このリストをスーパーマーケットやレストランにも持参しよう。職場にもコピーを一部、常備しよう。しょっちゅう見るのだ。すぐに、それに従うことが習い性になるはずだ。

プラントパラドックスプログラムに気がはやるあまり、パートⅠを読まずにここまで飛ばしてきた読者のために言うなら、このリストはどうしてそんな「クレージー」なことを勧めるのかの要約のようなものだ。プログラムの結果を実感していくうちに、前パートも読んでくれることを願ってやまない。どうしてこのプログラムが効くのか、なぜそれが生涯の食生活のアプローチなのか、つかの間は効果があっても結局は元の木阿弥になるダイエット法の1つではないのかがわかるはずだ。

食べて良い「イエス・プリーズ」食品リスト

種類	品目
油	エゴマ油、オリーブ油、MCT油、ごま油、ココナッツ油、アボカド油、クルミ油、米油、肝油、マカダミア油、レッドパーム油、藻類油
甘味料	ステビア、キシリトール、ラカンカ、エリトリトール、ヤーコン、チコリルートから抽出したイヌリンを成分とするもの

ナッツや種（日量1／2カップ）〔日本規格の計量カップで120cc〕	マカダミアナッツ、クルミ、ピスタチオ、ペカン、ヘーゼルナッツ、栗、ココナッツ（ココナッツジュースではなく）、ココナッツミルク（甘味を付けていないもの。乳製品の代用となる）、ココナッツクリーム（無糖で脱脂していない缶入り）、ブラジルナッツ（控えめ）、松の実（控えめ）、亜麻仁、麻の実（プロテインパウダーも含む）、サイリウム（オオバコ）
オリーブ	どんな種類でもOK
ダークチョコレート（日量約30グラムまで）	カカオ分72％以上のもの
酢	どんな種類でもOK（ただし無糖のもの）
ハーブと調味料	唐辛子の粉以外はすべてOK。味噌も大丈夫
粉	ココナッツ粉、アーモンド粉、ヘーゼルナッツ粉、ごま（粉や種）、葛ウコン粉、栗粉、キャッサバ粉、グリーンバナナ粉、サツマイモ粉、タイガーナッツ粉、グレープシード粉
麺類	こんにゃく麺、しらたきヌードル、ケルプヌードル〔海藻からできた麺〕

乳製品（日量／チーズ約30グラムもしくはヨーグルト約100グラム）	パルミジャーノ・レッジャーノ、フレンチ／イタリアン／スイス・チーズ、水牛乳のモッツァレラチーズ（イタリア産）、有機飼育サワークリーム、有機飼育クリームチーズ、フレンチ／イタリアン・バター、水牛乳バター、山羊乳ヨーグルト（プレーン）、飲み物用クリーマーとして使う山羊乳、山羊乳チーズ、山羊乳と羊乳のケフィア、羊乳のチーズとヨーグルト（プレーン）、ココナッツヨーグルト、ホエイプロテインパウダー、カゼインA2牛乳（飲み物用クリーマーとしてのみ）、有機飼育ヘビークリーム〔乳脂肪分36～40％のクリーム。日本の生クリームに近い〕、ギー
お酒	赤ワイン（日量約180㎖）、蒸留酒（日量約30㎖）
魚（天然魚ならすべて可。日量約100グラム）	ツナ缶、イワシ、エビ、カニ、イカ、貝類、アラスカ産サーモン、ロブスター、ハワイ産の魚介類、アンチョビ、コクチマス類、淡水バス、アラスカ産オヒョウ
果物（アボカド以外はすべて控えめ）	アボカド、ブルーベリー、ラズベリー、ブラックベリー、イチゴ、サクランボ、西洋梨、キウイ、リンゴ、ザクロ、かんきつ類（ただしジュースはダメ）、ネクタリン、桃、プラム、アプリコット、イチジク、デーツ〔ナツメヤシの実〕
野菜 アブラナ科の野菜類	ブロッコリー、カリフラワー、チンゲンサイ、白菜、キャベツ（緑、赤）、芽キャベツ、チコリ、ケール、コラード（ケールの変種）、ルッコラ、クレソン、コールラビ、水菜、ザワークラウト（生）、キムチ

その他の野菜類	オクラ、大根、セロリ、玉ねぎ、ポロねぎ、エシャロット、ニンジン（生）とその葉、アスパラガス、ラディッシュ、チコリ、チャイブ、アーティチョーク、ビート（生）、キクイモ、ヤシの芽、コリアンダー、ニンニク、ノパル（食用サボテン）
葉菜類	レタス（緑、赤）、ロメインレタス、サラダ菜、ベビーリーフ、スイスチャード、ほうれん草、エンダイブ、フェンネル、カラシナの葉、パセリ、バジル、ミント、シソ、スベリヒユ、タンポポの葉
海藻／キノコ類	海藻類、マッシュルームなどのキノコ類
レジスタントスターチ（難消化性でん粉）類	こんにゃく、サツマイモ、柿、カブ、タイガーナッツ、トルティーヤ（トウモロコシ粉を使わずキャッサバ粉かココナッツ粉かアーモンド粉のみで作ったもの）、アワ、キビ、ソルガム、ヤムイモ、ヒマカ、タロイモ（日本のサトイモ）、プランテインバナナ（控えめ）、グリーンバナナ、グリーンマンゴー、グリーンパパイヤ、キャッサバ（タピオカ）、バオバブフルーツ、ルタバガ（スウェーデンカブ）、パースニップ、ユッカ、セロリアック
放牧家禽類（「放し飼い」はダメ。日量約100グラム）	鶏、七面鳥、ダチョウ、放牧鶏卵もしくはオメガ3強化卵（日量4個まで）、鴨、ガチョウ、キジ、鳩、鶉

家禽以外の肉（飼い葉で飼育したもの。日量約１００グラム）	牛、豚（人道的に飼育されたもの）、仔羊、鹿、猪、水牛、エルク、野生の狩猟動物、プロシュット（生ハム）
植物性原材料による代用肉類	麻の実豆腐、テンペ（穀物フリーのもの）

食べてはいけない「ジャスト・セイ・ノー」食品リスト

種類	品目
精製されたでん粉質の多い食品	小麦粉、パスタ、米、パン、シリアル、ジャガイモ、ポテトチップス、クラッカー、クッキー、トルティーヤ（通常のトウモロコシ原料のもの）、砂糖、食べても良いと指定されていない人工甘味料、ローカロリー飲料、マルトデキストリン、アガベ（リュウゼツラン）

豆類等	あらゆる豆類（もやしのようなスプラウトも含む）、スナップエンドウ、サヤインゲン、大豆、豆腐、枝豆、大豆プロテイン、エンドウ豆プロテイン、豆果、植物性タンパク質製品（ＴＶＰ）、レンズ豆、ヒヨコ豆（それを原料とするフムスもダメ） ※菜食主義者やヴィーガンは、圧力調理器で適切に調理した場合に限り、レンズ豆とヒヨコ豆、豆果をフェーズ２で食しても良い。
ナッツ／種	ピーナツ、カシューナッツ、カボチャの種、ヒマワリの種、チアシード
果物／果菜	キュウリ、ズッキーニ、カボチャ、カボチャ属のものすべて、あらゆるメロン、ナス、トマト、アマトウガラシ、チリペッパー、クコの実
南欧産でない牛乳（カゼインＡ１を含むもの）で作った乳製品	ヨーグルト（ギリシャヨーグルトを含む）、フローズンヨーグルト、チーズ、リコッタ、カッテージチーズ、アイスクリーム
ケフィアグレイン（ケフィア粒という酵母や菌の結合体）、発芽穀物、雑穀、草類	小麦（圧力調理器でもあらゆる種類の小麦に含まれるレクチンを除去できない）、ヒトツブ小麦、カムート（小麦の一種）、オーツ麦（圧力調理できない）、ライ麦（圧力調理できない）、ブルグル（小麦を原料とした乾物。ブルグアとも）、玄米、ワイルドライス、大麦（圧力調理できない）、ソバ、スペルト小麦、トウモロコシ、トウモロコシ製品、コーンスターチ、コーンシロップ、ポップコーン、小麦若葉、大麦若葉

油

大豆油、キャノーラ油、ヒマワリ油、コーン油、ベニバナ油、ピーナッツ油、綿実油、グレープシード油、部分水素付加された植物性油

ダメと言ったらダメ

この「ジャスト・セイ・ノー」食品リストは、少なくとも1万年前までこれらを常食していたヒトはいなかったためにそう名付けられている。これらは穀物などの農作が始まってからヒトの食用に供されるようになったものだ。穀物、雑穀、豆類など、それまで私たちの祖先は食べていなかった。だから彼らと彼らの腸内微生物叢は、そうした食品が含むレクチンとは無縁だった。進化の面からは、たった1万年で新たなレクチンへの免疫を得るのはちょっと無理な話だ。こうした現代的な種は、このプログラムの基盤をなす食品とはまったく違う。このプログラムで食べても良い食品は、数百万年もヒトが栄養としてきたものだ。それと同じほど大切なのは、こうした有益な植物に含まれるレクチンやポリフェノールは、長い間ヒトの食用とされてきたため、免疫機構や腸内微生物叢もそれに親和し、共生関係にあるということだ。

そう、すべてのレクチンが問題というわけではない。数百万年も食べてきた食物に含まれるレクチンのメッセージは、有意義で健康に役立つ。だが新たなレクチンを従え、そのメッセージを扱えるようになるには、長い長い時間がかかる。すべてのレクチンを排除するわけではなく、食べて良いものを選び、またその量を控えめにするということだ。

ヒトが数百万年も親しんできたものと、わずか1万年前に出会った新顔の植物と、あなたはどちらを信じるか？[1] ダーティハリーのセリフを借りれば、「自分の胸に聞いてみることだ、俺はツイているかってな。どうだ、そう思うかい」。何万人もの患者を診てきた経験から言えば、好きなものを食べても大丈夫だ、俺はツイているんだからと思う人はカジノでカモにされるタイプである。

食べるなら白いものを……

既述の通り、どんな文化も人を病気にするレクチンの扱いに挑んできた。この1万年の間、人類はパンを白くした。悪いレクチンの大半、特に小麦胚芽凝集素（WGA）はパンを黒くする胚芽部分に含まれている。たいていの文化では、胚芽を取り除くことに成功した。フランスのバゲットやイタリアのホワイトパスタを思い浮かべてみるとわかる（そして茶色いパンは貧乏人に払い下げられた！）。同じことは40億人が主食にする米にも言える。米は8000年も栽培されているが、その間ずっと精米されてきたのはどうしてか？　外皮部分にレクチンが含まれているからで、アジアの賢人はそれを取り除いてきたのだ。だが昨今、それも「全粒穀物礼賛《らいさん》」の機運のせいで様変わりしてしまった。パートⅠで学んだことを繰り返したい。「全粒穀物礼賛」は現代的悲劇であり、祖先が穀物を食生活に取り入れて以来ずっとなんとか避けようとし、それに成功してきたものだ。全粒粉のバゲット、クロワッサン、パスタ、玄米寿司だって？　第一にまったくナンセンスだし、第二にそれは毒だ。

最狂のレクチン

大豆やレンズ豆など豆類全般も、やはりヒトが食用とするようになって比較的新しいものだ。個々の豆は小さいが、どんな食品群よりもレクチンの含有量が高いので、豆類の影響は大きい。キササゲやイナゴ豆やインゲン豆5粒で5分もかからず血栓を作ることができる。アフリカ原産で今では南カリフォルニアにも自生しているトウゴマ（別名ヒマ）から発見されたレクチンであるリシンは、知られている限り最も強力な毒だ。リシン分子数個で人間を数分以内に殺すことができるため、スパイ御用達になっているほどだ。植物はあなたが嫌いだし、彼らとそのべビーたちは武装しており危険である。

豆の化学物質が引き起こす戦争の例はいろいろある。学校や病院の給食施設が「健康食デー」に生煮えの豆を出して集団食中毒が起きた例は多い。[2] アメリカ疾病対策センター（CDC）によると、米国における食中毒の20％は生煮えの豆のレクチン中毒だ。[3] いったいどこが健康食なのか？　缶入りの豆を食べると血圧も上がる。大半の缶のコーティングに使われているBPAのせいでもあるし、中身のレクチンのためでもある。[4] 缶入り豆などご法度だ。同じことは豆腐と枝豆、さらには他の非発酵豆食品にも言える。世間がなんと言おうと、それらは間違いなく健康的な食品ではなく、むしろ家畜の肥育用飼料であることをお忘れなく。あなたなら食べても太らないのか？

豆類にはこうした問題があるが、圧力調理器はレンズ豆、インゲン豆、その他のさまざまな植物性食品の栄養を保ったままレクチンを壊すことができる強い味方だ。

乳製品のジレンマ

私たちの文化で高く評価されているもうひとつの食品に乳がある。だが乳は、少なくとも牛乳は、健康的な食品とは言えない。もし自分は乳糖不耐性だと思ったら、あるいは牛乳を飲むと痰や鼻水が出るのなら、実際にはレクチン様のカゼインA1に反応しているのだ（カゼインA1変異と、この変異が世界中の牛に与えた影響については第2章で詳述）。幸いなことに山羊と羊はこの突然変異を起こしておらず、その乳と乳製品はプラントパラドックスプログラムに取り入れられている。ただし、それらはNeu5Gcという糖分子を含んでおり、発がんと心臓病に関わることには要注意。

新世界のレクチン

クリストファー・コロンブスの南北米大陸発見が、新世界原産の植物を欧州、アフリカ、そして極東にもたらした経緯については既述した。余談だが、パレオ食の実践者らは、コロンブス以前の欧州人、アフリカ人、アジア人が米大陸原産植物とそのレクチンに触れたことがなかったことに気づいていないようだ。それだけにパレオ食になぜ米大陸原産の植物が含まれるのか理解に苦しむ。穀物に毒づく人々が（その点は私も同意する）、一方で米大陸産の植物、例えばナス属、[5] カボチャ属、ピーナッツ、カシューナッツ、ヒマワリの種、チアシード、カボチャの種などを愛好しているのだ。ナス属の植物に含まれるレクチンには神経毒ソラニンなどがある。[6]新大陸原産の植物にはおしなべて、人類の大半が500年ほど前まで食べたことがない厄介なレクチンが含まれている。アジアからやってきたネイティブ・アメリカンにとってさえ、こうした植物は「新しい」のだ。

ローレン・コーデイン博士は私の友人であり同僚で、パレオ食についての初めての本である『The Paleo Diet』（邦訳未刊）の著者である。彼はチアシードに含まれるオメガ3脂肪酸を人間が吸収できるかという実験をした。その結果、吸収はできたのだが、研究の目的はこの脂肪酸摂取による消炎効果の確認だった。被験者の炎症マーカーは、期待通りしずまるどころかむしろわずかに上がっていた。(7) チアシードを食べていくらかオメガ3脂肪酸を取れたとしても、それが含むレクチンの害悪が他のどんな効能も帳消しにしてあまりあるのだ。

最も人気のあるナッツはナッツにあらず

米大陸原産のピーナッツはナッツではなく豆であり、だから悪いレクチンに満ちている。人間の94%はピーナッツのレクチンに対する抗体を持っていることをご存じだろうか？(8) ピーナッツ油に含まれるレクチンは、霊長類の祖先アカゲザルも含む実験動物でアテローム性動脈硬化症を生じさせた。だが油からレクチンを取り除くと、アテローム性硬化症は起きなくなった。(9) そして衝撃的なことに、人間にピーナッツを食べさせ、その排泄物をラットに食べさせるとラットの結腸に前がん症状が現れた。(10) すべてピーナッツのレクチンがもたらした危険な結果だ。今度球場に行く時には、このことをお忘れなく。

厄介なカシューナッツ

ピーナッツ同様に、カシューナッツもその名とは裏腹にナッツではない。もともとアマゾンの熱帯雨林地帯を原産地とするこの豆は、果実から飛び出すようにできる。レクチンの毒性を知っていたアマゾン原住民は、この豆を捨てて果実だけを食べていた。豆部分の皮はかぶれるので、カシューナッツの収穫人たちは保護手袋をして作業をしなければならない。カシューナッツバターやカシューナッツそのものを食べた後でひどい発疹ができたと報告する皮膚科学の論文は多い。(11) カシューは植物学的には有毒なツルと同じ属であることをお忘れなく。私の臨床経験では、カシューは炎症を劇的に憎悪させる。慢性関節リウマチを患う人にとっては、とりわけそうだ。

SUCCESS STORY

ザ・カシュー・コネクション

問題ある食品が食生活に忍び戻ってくる例がある。パトリース・Lはとても痩せた女性で、十代のころから慢性関節リウマチと戦い、関節変形にその痕跡を残していた。59歳となった今、彼女は長年のステロイド剤と免疫抑制剤の服用が及ぼす影響、とりわけ骨粗しょう症を恐れていた。プラントパラドックスプログラムを始めて3カ月もしないうちに、ステロイドをはじめすべての薬をやめることができ、炎症マーカーも正常値になった。体調が良くなったことで、3カ月ごとの血液検査とフォローアップのプログラムを開始することになった。通院2年目のある時、マーカーが正常化してから初めて、レクチン摂取を示すマーカー（TNF-アルファ）がわずかに上昇した。私が「ズルをしていませんか」と聞くと彼女は憤然として言った「いいえ、まさか。どうしてそんなことをするわけがありますか」。そこで2人で「ジャスト・セイ・ノー」食品リストをなぞってみた。確かに彼女は、その言葉通りに通常の問題の原因を慎重に避けていた。そしてカシューに行き当たった。彼女はカシューが禁止食品だったことはすっかり失念していて、実際、通院の車中でも袋入りのカシューナッツを食べていた。翌月、彼女の炎症マーカーは、カシューナッツの袋ともどもきれいさっぱりなくなっていた。

米国の悪い奴

私たちの食生活の2大レクチン源は、トウモロコシと雑穀のキヌアである。トウモロコシの危険については詳述してきたが、フランスでは1900年、人間の食用に適さないからとトウモロコシを豚の飼料以外に用いることを禁止したのをご存じだろうか？　そのきっかけは、トウモロコシを主食として取り入れていた北イタリアで先天性知力低下（クレチン病）がまん延したことだった。そしてご承知の通り、トウモロコシは豚にとっても本来の食べ物ではない[12]。

米大陸産の雑穀であるキヌアも同様に厄介だ。インカ人はキヌアのレクチンを排除するため3段階の解毒法を用いていた。まず水にさらし、次に腐らせ（発酵させ）、それから料理していたのだ。だがキヌアを買ってきても、包装に最初の2段階の指示は書いていない。それでいて、グルテンフリー食の実践者らは、食べないと誓った穀物の代用食品としてキヌアをあがめているのだ。実際には、キヌアに含まれるレクチンは、彼らの腸壁をさらに傷めつけているだけなのに。

SUCCESS STORY

母は何でも知っている

アリシア・Mは40歳のペルー人で、リマからロサンゼルスに1年前に移住してきたが、伝統的な食事を続けており、そこではキヌアが主なでんぷん源になっていた。だが米国に転居して以来、腸の調子をはじめ健康全般が混乱をきたしていた。腹部膨満感、睡眠障害、過敏性腸症候群、ブレインフォグなどが待ち構えていたのだ。それでも彼女は伝統食を続け（そして米国のファストフード毒を避け）ていたが、ついに救いを求めてきた。

キヌアが「ジャスト・セイ・ノー」食品リストに載っているのを見て彼女はショックを受けていた。

これまで半生、食べてきた食品である。私が古代インカ人はキヌアのレクチンを3段階で処理していたことを説明し始めると、彼女は目を大きく見開いた。「まあ、何てこと！　母はいつも言っていました。圧力なべで料理していないキヌアは食べてはいけないと。迷信だと思っていたので、米国に来てからやっていなかったのです。そして信じられないかもしれないけれど、2週間前に訪ねてきた母は圧力なべを持ってきてくれたんです。母の言う通りでした。私が迷信と見くびっていただけなのです」。

そして6週間後、私は予想通り彼女からの電話を受けた。「あなたと母は正しかった」と彼女は言った。「体調が回復しました。もう圧力なべが手放せません」。

執念深いナス属の処理

ナス属にはナス、ジャガイモ、唐辛子、クコの実、トマトなどが含まれる。イタリア人は自国出身と言われているクリストファー・コロンブスが新大陸から持ち帰ってきたトマトを、それから2世紀の間受けつけなかったことをご存じだろうか？　今日に至るまでイタリア人が皮むき、種抜きしてからトマトソースを作るのは、皮と種にレクチンが含まれているからだ。賢い彼らはさらに、ロマ・トマトを交配して皮や種に対する身の割合を最大化している。トマトソースとピザはわずか120年前に生み出されたもので、進化上からも新顔である。

同じアプローチはイタリア製レッド・ペッパーにも当てはまる。米国製品の多くと違い、イタリア製のペッパーソースでは皮と種は取り除かれている。米国南西部に住んでいた米国先住民も、唐辛子を食べる時は必ず火で焙り、皮をむき、種を抜いた。やはりレクチンを追い出すためだ。同様に、青唐辛子の缶詰グリーン・チリにも皮と種は見られない。やはりレクチンを食べないためだ。そしてタバスコなどのホットソースが発酵を利用しているのはなぜか？ 細菌の働きでレクチンを分解するのは、インカ人がキヌアでそうしていたように、昔ながらのレクチン軽減法だからである。発酵がレクチンを大幅に減らすことを示す証拠は数多い。例えばサワードウ〔酸味のあるパンを作る時に使う酵母〕を発酵させるとグルテンが死ぬ。[13] さらに発酵によってレンズ豆のレクチンの98％は殺すことができる。[14] 時間はかかるが、発酵という昔ながらの方法でレクチンを退治できる。もっとも、圧力調理器ならあっという間だ。しかし、グルテンを含む穀物にはこれでも歯が立たない。

レクチンの影響の軽減法の話のついでに、いくつか誤解を正しておきたい。穀物を水にさらしてもグルテンやWGAは除去できない。また豆類を発芽させても消化は良くならず、むしろレクチンが増す。[15] 発芽した豆や穀物を実験動物に与えた結果、発がん性が確認されている。[16] しかし、次章でより詳しく述べるが、トマトとペッパーは皮と種を抜き、カボチャも種を抜くとレクチンを減らすことができる。さてカボチャと言えば……

カボチャ属

3000年前、インドで初めて記述され、コロンブスの貿易によってアフリカと欧州にもたらされたカボチャ属は、キュウリを例外として米大陸出身である。そのためカボチャ属は人類の大半にとってなじみのないレクチンを持っている。カボチャやズッキーニなど種があるものはすべて「果実」であり、夏の間にのみなるものだ。そしてこうした果実に含まれる糖分は、あなたの身体に冬が近づいていることを教える。すなわち2つの理由からカボチャ属を避けるべきであることになる。レクチン量が多いことと、冬に向けて脂肪をため込めというメッセージを送ってくることだ。

SUCCESS STORY

トマトの攻撃

レナテ・Z（50歳）は私に助けを求めてきた時、3種類の薬を常用し、深刻な喘息用に2種類の救急吸入器を常備し、他にも関節炎、高血圧、高コレステロールなどの不調を抱えていた。プラントパラドックスプログラムを始めて1カ月で、薬は降圧剤も含めてすべて手放し、吸入器もお払い箱にできた。それから半年で13kg強も痩せた。彼女はひと月ほど前におなかが空き、冷蔵庫を開けると夫が置いておいたプチトマトが目についたことがあったと話してくれた。もう9カ月もトマトはご無沙汰だった。「ちょっとくらいいいわよね。3つ食べてしまおう」そして15分後、ひどい喘息の発作に襲われた。吸入器も薬も手放した後だったので、救急車を呼ばざるを得なかった。病院で過ごしたその夜は、化学物質を使って捕食者と戦う植物の力をまざまざと思い知らされた。それから二度と、彼女は禁制食品に手を出すことはなかった。

あなたは彼らが食べたものでできている

すでに何度も述べたが、とても重要なので繰り返す価値がある。魚、鶏、牛、羊を、穀物や豆で飼育すると、彼らは泳いだり歩き回り、ウロコやトサカの生えたトウモロコシや豆になる。こうした変化はこのわずか半世紀の間に起きたことであり、現代の健康問題と時期が重なっている。最も危険な植物性レクチンが、人気のある動物性食品に忍び込んでいるのだ。これはタンパク質の摂取量をほどほどにすべき理由の1つに過ぎない。私や他の研究者によると、私たちはタンパク質を過剰摂取している。子供のころからタンパク質中毒にさせられているのだ。そして現代的な動物性タンパク質を食べることは、肥満の主原因の1つである。[17] 後述するが、長寿社会の目立った特徴は、生涯にわたるタンパク質摂取、特に動物性(魚も動物である)のそれが非常に少ないことだ。動物性タンパク質量を制限することは、健康年齢も寿命も延ばすのだ。

良い油、悪い油

「ジャスト・セイ・ノー」食品リストの油はいずれも、レクチンたっぷりの植物から化学的に抽出した油であり、できる限り避けるべきだ。私はかつて、セイヨウアブラナから搾油したキャノーラ油を容認していたが、キャノーラ油の原料はほぼ全量が遺伝子組み換え品種なので除外した。今では少なくとも2週間は、すべての長鎖脂肪酸（ココナッツ油や動物性脂肪）および他の単価不飽和・多価不飽和長鎖脂肪酸（オリーブ油、アボカド油）も避けるよう指導している。さらにチーズ、サワークリーム、ヘビークリーム、クリームチーズ（いずれも牧草肥育の牛の乳を原料とするものでさえ）の消費も、飽和脂肪酸を含んでいるため控えめにしてもらう。

フェーズ2はオリーブ油やココナッツ油の代わりとして、エゴマ油の使用をお勧めする。ロスマリン酸（ローズマリーに含まれる）の含有率が最も高いからだ。ロスマリン酸は認知能力や記憶力を改善する。(18) エゴマ油など聞き覚えがないかもしれないが、韓国、日本、中国では主要な調理油である。アジア食品店、自然食品店、ホールフーズマーケット、オンラインなどで入手できる。エゴマ油はリノレン酸の含有率も高く、[19] オメガ3脂肪酸の1つとしてリヨン・ハート・ダイエットに取り入れられており、これはアメリカ心臓協会の低脂肪食事法よりも効果が高いことがわかっている。[20] リヨン・ハート・ダイエットは1994年に心臓に優しい食事法としての金字塔を打ち立てた。他に良い代替物になるのがMCT油である。MCTは中鎖脂肪酸トリグリセリドの略で、100％ケトンでできている。液状ココナッツ油とも呼ばれるのは、低温でも液状を保つからである。肉体はMCTケトンを体脂肪に変換することなく、容易に燃やすことができる。通常のココナッツ油と違い、MCT油はいやらしいリポ多糖（LPSs）が便乗する長鎖脂肪酸をまったく含まない。他にマカダミア油、クルミ油、アボカド油、藻類油、ギーなども良い代替油だ。ギーは透明化したバターで、すなわち乳の固形分であるタンパク質を取り除いたものなので、レクチンのように働くカゼインを含まないのだ。またかんきつ類の風味をつけた液体肝油をサラダや温野菜のドレッシングにするのも良い。

最優秀のエゴマ油をはじめ、「イエス・プリーズ」食品リストの油脂はすべて、LPSsがあなたの腸管を突破することを防いでくれる。長鎖魚油のオメガ3脂肪酸は、他の多価不飽和脂肪と違い、LPSsが腸壁を通り抜けるのを阻止してくれる。[21] 招かれざる客LPSsが飽和脂肪酸に便乗して体内に侵入することはすでに述べたが、その方法は長鎖脂肪酸を構成するカイロミクロンに便乗することだ。LPSsは、カイロミクロンに潜んで腸壁を突破するのだ。

残念ながら私の親友オリーブ油でさえも、やはりカイロミクロンを持つので、プラントパラドックスプログラムの最初の2週間は控えるべきである。

飽和脂肪酸が良いものと信じているパレオ食やケトン食の実践者に言っておくべきことがある。最近の研究でわかったことだが、ラードのような飽和脂肪酸はLPSsを脳の飢餓中枢に送り込んで飢餓感や食欲を増進するのに対し[22]、魚の油はまさにその反対の働きをする。脳にもう満腹という信号を送るのだ。[23] パレオ食のレシピにデザートが多いのも納得だ。ある人気パレオ食のブログタイトルは「一日中食べ物のことばかり考えている」だ。プラントパラドックスプログラムを始めれば、そんなことには決してならないだろう。

フェーズ2　さあ、やってみよう！

食品リストとそれにまつわる知識で武装した今（しかも3日間の浄化期間を経たと仮定して）、残るプログラムを実践する時だ。すなわち6週間のフェーズ2である。どうしてそんなに長くって？　3日間の浄化で腸を修復して悪玉をあらかた追い出すことはできても、残る一部の悪玉菌が失地回復を狙っているからだ。フェーズ2の間、認可食品を取りながらも警戒を怠ってはいけない。私の経験では、新たな習慣が根づくまでには通常、6週間かかる。習慣や依存を払拭するのは難しい。デトックスやリハビリ施設でほんの2～3週間も過ごせば、誰にでもわかることだ。確かにその期間に気が晴れたりはするが油断大敵。悪玉菌は死に絶えてはいない。劣勢にはなったが、虎視眈々と反撃をたくらんでいる。だからたっぷり6週間は警戒を怠れない。彼らにさんざん苦しめられてきたのだ、連中を餓死させても罰は当たらない。

穴をふさぎ続ける

身体を治すために取ってはならないものは？

- 「ジャスト・セイ・ノー」食品リストに見られるように、大半のレクチン豊富な食べ物、すなわちナス属の野菜やキュウリのような種のある野菜（アボカドは例外）、穀物、パスタ、パン、シリアル、クラッカーなど。
- 季節外れの果物（ただしレジスタントスターチ類や「イエス・プリーズ」食品リストに入っている未熟な果物、アボカドは例外）。できれば果物などはそっくり食べるのをやめれば良い。現代の果物はお菓子並みに身体に悪い。
- 長鎖脂肪酸類。オリーブ油とココナッツ油も最初の2週間はＬＰＳｓが腸壁を突破しないよう控えめに。

●どんな動物性食品も、日に2食、1回当たり約100グラム以上は取らないように（最大約200グラム以下）。例えば朝食に卵2個を食べたら、次に動物性食品を食べて良いのは夕食に100グラム程度だ。

●牛肉、豚肉、羊肉は、Neu5Gcの摂取量を減らすため控えめに。これは牧草肥育の家畜でも同じ。

●鶏、アヒル、七面鳥は放牧育ちのもののみOK。

●タンパク質の大半は天然の魚介類で取るように心がける。養殖魚はたとえ有機養殖と銘打たれていても避けること。サーモン、ティラピア、ナマズ、エビは特にそうである。

●食物連鎖上位の魚（メカジキ、ハタ、アマダイ、寿司ネタになる高級なマグロは水銀などの重金属が蓄積しているため）を避ける。

●菜食主義者やヴィーガンでも、発酵、圧力調理されているもの以外の大豆製品は避けるべきである。

善玉菌を育み続ける

では腸内の善玉菌のために、どんなものを食べれば良いか？

●レジスタントスターチ類をできるだけ多食する。腸内善玉菌はそれを短鎖脂肪酸（そのまま燃料になる）に変換してくれ、これは腸で吸収可能。プランテインバナナ（調理用バナナ）、タロイモ、シラタキなどの非穀物性「パスタ」、パースニップ（見た目がニンジンに似た根菜。別名「サトウニンジン」など）、ヒカマ（クズイモの塊茎《かいけい》）、キクイモや、グリーンバナナ、マンゴー、パパイヤなどの未熟な果物など。

●イヌリンやヤーコンなどの形でフラクトオリゴ糖（ＦＯＳ）をできるだけたくさん取る。これは消化されないが、腸内善玉菌のえさになる。ＦＯＳを含む野菜として、チコリ、エンダイブ、キクイモ、オクラ、アーティチョーク、玉ねぎ、ニンニクなどがあげられる。合成甘味料にもイヌリンを主成分とするものがある。

●キノコ類（生食も加熱も）。腸内細菌を育む独特のＦＯＳ源になる。

●アブラナ科の葉菜や野菜をできる限り多食する。

●食べても良い果物の果肉に含まれるポリフェノールを摂取し、グラム陽性菌とその仲間を育む。ジューサーでドロドロにし、果汁を捨て（それは液体キャンディーだ）、絞った後の果肉をスムージーに混ぜたり、山羊、羊、ココナッツなどのプレーン・ヨーグルトに混ぜたり、サラダドレッシングに混ぜると良い。

●レモン果汁や酢を取る。イタリアのモデナ産のバルサミコ酢もポリフェノールを含んでいて良い。

●調理には認められている油を使う他、食事ごとに肝油カプセルを1錠取る。あるいは風味付けした液体肝油を食べても良い油と混ぜ合わせて、サラダや温野菜のドレッシングにする。ヴィーガンや菜食主義者は、藻類油ＤＨＡカプセルで代用する。

●ナッツ類――特にピスタチオ、クルミ、マカダミア、ペカンなどはみなポリフェノールを大量に含んでいる――は、腸内善玉菌を増加させる。ナッツを食べることは、総じて寿命リスク低減にも関わっている。(24) １／４カップほどを日に２度食べると良い。

●イチジク（植物学的には花であって実ではない）を食べ、ドライイチジクやデーツ（ナツメヤシの実）を適量、甘味料として活用する。いずれも善玉菌の増殖を促すＦＯＳに富み、健康増進に良い。イチジクやデーツをサラダに入れたり、数粒のデーツをスムージーに入れると良い。

これらを実践するのは確かに大変だと思うが、できる範囲で良い。より詳しくは238ページからの「イエス・プリーズ」食品リストを参照してほしい。聞き慣れない食品があれば、357〜363ページでより詳しく知ることができる。

アブラナ科パラドックス

アブラナ科の野菜はできるだけ取るべきだが、過敏性腸症候群やリーキーガットの診断を受けている人は、当初はどんなアブラナ科の野菜もやり過ぎなくらい加熱調理して食べてほしい。アブラナ科の野菜は大量に生食すると下痢や腹痛の原因になるからだ。食べ慣れるまでは少しずつ量を増やしてほしい。ザワークラウト〔キャベツを発酵させて作るドイツの漬物〕を含むアブラナ科の野菜は腸粘膜の特別な白血球を活性化し、こうした白血球細胞の受容器官は暴走した免疫機構をしずめてくれる。この受容器はAhレセプターと言う。お母さんがブロッコリーを食べなさいと言うのは理にかなっている。

砂糖好きになった善玉菌

腸内善玉菌が適切に成長し機能するにはあなたが消化できない糖が必要で、腸壁を守り、細胞に栄養を供給している菌は特にそうだ。こうした不消化糖をプリバイオティクスと言うが、新たな熱帯雨林（ホロビオーム）の種まきとなるプロバイオティクスと混同しないこと。せっかくのプロバイオティクスも、えさになるプリバイオティクスを与えてやらないと死んでしまう。FOSはプリバイオティクスの一種で、腸壁近辺に棲む善玉菌を養い、腸液分泌を促し、これがレクチンやLPSsの侵入を防ぐ。それだけではない。多くのプリバイオティクスはポリフェノールを含んでいる。クリーブランド・クリニックによる研究では、果物の果肉に含まれるポリフェノールは腸内細菌が持つある種の酵素を麻痺させ、それが動物性タンパク質のカルニチンやコリンを、動脈に悪いトリメチルアミン-N-オキシドと呼ばれる化合物に転化するのを防ぐことがわかっている。[25]

腸敵にさようなら

食事の変化に加え、できれば抗生物質もすべてやめてしまおう。ただし必ず主治医の意見を聞いてからにしてほしい。加えて……

●あらゆる胃酸ブロッカー剤の服用をやめる。必要なら酸中和剤（重曹など）を飲めばよい。プラントパラドックスプログラムに従えば、胸やけなどあっという間に収まってしまう。

さらにベタインやアルテア根や胃粘膜を補強する脱グリチルリチンリコリス・エキス（DGL）を取るのも良い。詳しくはwww.DrGundry.com（英語のみ）にて。

●NSAIDsは全廃し、タイレノールにするか、さらに良いのは5ロキシン（ボスウェリア・エキス）剤にする。ボスウェリア・エキス剤はいろいろ出回っている。詳しくはwww.DrGundry.comにて。

追加の重要なサプリメント

食事ごとに肝油を取ることはすでに勧めた通りだが、もう少し詳しく述べたい。服用量については、手に入る限り最もDHA値が高い肝油を飲む。日量1000mgが必要だ。肝油は、腸壁の保護に加え、海馬の大きさ、脳全体の大きさに関わっており、認知症などの加齢に伴う神経症状を避けるために大切である。[26]

大半の人はビタミンDが大幅に不足していることは、いくら強調しても足りないほどだ。私に言わせれば、ビタミンDこそ腸の健康ひいては健康全般に最も必要な単一の不足物質である。これはレクチンに日々傷めつけられている腸壁を修復する腸の幹細胞の成長促進に不可欠である。[27] 回復医学の臨床家としての私の15年の経験では、血中ビタミンDの濃度を日量70から10

0ng／mℓにすることは大半の人に必須で、果ては日量40000IU（国際単位）まで必要かもしれない。私は患者のビタミンD水準を100ng／mℓ以上に保つことを何らためらわないし、自分でもそうしている。しかし、医療専門家に診てもらっていないのなら、当初は5000から10000IUにしておくとよい。

加えて……

●腸内細菌叢を、バチルス・コアグランスという乳酸菌やラクトバチルス・ロイテリ菌、サッカロマイセス・ブラウディ菌などの一般的な乳酸菌製剤や食品に含まれているプロバイオティクスで補強しよう。また胃粘膜を補強するDGL、北米ニレ、アルテア根などを取るのも良い。

●ベタインやグレープフルーツシード・エキスなどで胃液を回復して悪い侵入者を追い払おう。

●ビタミンDと肝油で腸壁を修復することに加え、L－グルタミン（腸壁細胞の養分となるタンパク質）、ギーに含まれる酪酸、グレープシード・エキスやピクノジェノールのようなポリフェノール、そしてブラックベリーのようなダークベリー類に含まれるポリフェノールであるアントシアニンなどで腸壁を回復しよう。いずれも無処方で買える。

●腸粘膜の白血球を活性化するためにインドール‐3‐カルビノールとジインドリルメタン（DIM）などのサプリメントを飲むか、アブラナ科の野菜の摂取量を増やそう。
●摂取法やスケジュールについてはwww.DrGundry.comにて。

SUCCESS STORY

収穫を手なずける

ジェーン・Yは西海岸北西部在住の50歳の看護師で、半生をしつこい片頭痛に悩まされて過ごしてきた。さまざまな治療法を試してきたがどれも効果なし。私が自らを含めた片頭痛患者——そのつらさは身をもって知っている——を治した評判を聞きつけて訪ねてきた。彼女はさっそくプラントパラドックスプログラムを始め、ものの数日で片頭痛は軽減し始めた。喜んだ彼女だったが、数カ月後、あるジレンマを相談しにやってきた。彼女の趣味のひとつは、家庭菜園で育てたズッキーニやトマトを甘酢漬けにして食べることだった。いずれもプログラムでは禁制食品で、漬け込みの時期はもうすぐやってくる。彼女は板挟みになっていた。そこでレクチン・チャレンジを提案した。収穫の半分を通常の缶詰にし、残り半分を圧力調理するのだ。ジェーンは喜んで帰宅し、数週間後、電話をかけてきた。もちろん通常の缶詰を食べてほどなくして、やはり片頭痛が襲ってきた。だがその翌日、恐る恐る食べてみた圧力調理した方では、何も起こらなかったのだ。そこでもっと食べてみたが、やはり大丈夫。安心して収穫を楽しめるようになったのだ！　彼女のレクチン感受性はとても高いため、今や私のレクチン・テスターのベストメンバーの1人だ。小麦、オーツ麦、ライ麦、大麦などは1時間も圧力調理器で調理しても（圧力調理には稀な長時間だ）、やはり片頭痛を引き起こすのだ。

まとめ

私の患者たちは、食品リストと既述のルールに従うだけで良い食事法を作り上げた。その上で、いくつか秘訣を述べておこう。

朝食

当初は厄介に感じるかもしれないが、実際にはとても簡単である。私と妻のペニーはほぼ毎朝グリーンスムージーを取っている。もっとも私が一時的に断食（次章で述べる）している時は例外だが。だが患者たちから圧倒的に人気を集めているのは、シナモンや亜麻仁《アマニ》、ココナッツ粉やアーモンド粉を使ったマフィンだ。電子レンジでわずか数分で用意でき、弁当用にも最適。週末にはプランテインバナナのパンケーキ作りに挑戦してみてほしい。朝、放牧鶏卵やオメガ3脂肪酸強化卵やナッツ類を食べれば午前中に間食をする必要はないだろう。ヨーグルトがほしければ、私の好みはプレーン（無糖、無香料）のココナッツミルク・ヨーグルトだが、手に入らなければ山羊や羊のヨーグルトでも事足りる。いずれも無害なカゼインA2を含んでいるが、Neu5Gcは除外できない。

間食

少なくとも当初は午前中や午後に間食をしても良い。最近では自然食品店で個装のグアカモーレが提供されるようになり、私も口さみしい時に愛用している。他にもヒカマなどのチップスも手に入る。またロメインレタスやエンダイブなどを容器に入れて持ち歩くのも良い。ミックスナッツも間食に好適だ。ただしナッツ類はやめられなくなるので、食べ過ぎには要注意。

昼食

私の患者が最も問題ないと感じる食事が昼食だ。サラダはどこでも手に入る。たいていのスーパーで出来合いのものが買えるし、サラダバーも利用できる。注意しなければならないのは、既製のサラダドレッシングの大半は有毒な油やコーンシロップも含んでいることだ。バルサミコなどの酢とオリーブ油を混ぜたものを小さな容器に入れて持ち歩こう。レストランではドレッシングを別添えにしてもらうか、酢とオリーブ油にしてもらおう。オリーブ油がなければ、酢やレモン果汁で十分に事足りる。

夕食

これこそ楽しんで食べ、また腸内細菌にも望むものを与えてやる食事だ。すなわち動物性タンパク質は、通例のように主役ではなく、わき役になるということだ。夕食のタンパク源の目安として、手のひら（指は含まない）くらいの大きさの肉や魚を食べれば良い。私は絶滅の恐れのない天然の小型魚や天然の甲殻類や貝を好む。モントレー水族館（英語：www.seafoodwatch.org）のサイトが頼りがいのあるガイド役になる。タンパク源をサラダに加える――シーザーサラダに焼いたり茹でたりしたエビをのせるなど――か、シラタキや海藻製の麺に肉を混ぜるなどの工夫をすると良い。スパイラライザー（野菜をヌードル状に切る専用カッター）を使えば根菜類を「ヌードル」にできる！　私と妻は、互いに他に何を食べていようが、大きなボウルいっぱいのサラダを毎晩一緒に食べている。時には、それだけで夕食を済ませるほどだ。それでいて空腹などまったく感じない。菜食主義者はヘンプシード（麻の実）、穀物を含まないテンペなどを自然食料品店で探すのも良い。ベジバーガーの一部にはおいしくて安全なものもあるが、レクチンを含んでいるベジバーガーは心して避けること。

マンネリタ食にさようなら

私はいつも患者に季節ごとに旬の野菜を見つけてメニューを変えることを勧めているが、さまざまな調査でたいていの人は5～6種類の慣れた野菜ばかり食べていることがわかっている。そんな旧弊を破ってみよう。なにしろどんな野菜にも、それぞれ独自の微量栄養素が含まれている。野菜を頻繁に変えれば腸内細菌叢も喜ぶ。そして食材をいろいろ取り入れれば、メニューのマンネリ化も防げる。

誤った食事指導のおかげで、夕食はえてしてでん粉中心になっている。それでいて取るべきでん粉質、すなわち難消化性でん粉（レジスタントスターチ）はほとんど含まない。レジスタントスターチに含まれる糖分子はしっかり結合しているので消化酵素では分解できず、だからレジスタント《抵抗力》の名で呼ばれる。こうした非吸収性の糖は腸の奥深くまで進み、そこでは善玉菌が待ち構えている。そして彼らはこうした糖を短鎖飽和酸に分解し、それはあなたと腸細胞の力になる。さらに良いことに、悪玉菌はこうした糖を燃料にできないので餓死する。サツマイモ、カブ、パースニップ、コールラビ〔和名はカブカンラン。蕪のように球状のアブラナ科の野菜〕など「イエス・プリーズ」食品リストの食べ物を楽しんでほしい。腸内の仲間も喜ぶことだろう。

こうして6週間が過ぎたころ、たいていの人は本当に調子がよくなっている。もしあなたもその1人なら、私と共に次なる健康への旅に参加する時だ。しかし時期尚早と思うなら、もう少しこのフェーズで様子を見よう。

実際、この状態を変える必要などまったくない。私の患者の中には、1年もかけて腸内の熱帯雨林を再生している人もいる。あなたの場合、もっと時間がかかるかもしれない。人それぞれだ。このまま残りの生涯をずっとこのフェーズにとどまったって良い。さまざまな健康法の選択肢があるのだし、人と自分を比べる必要もない。別に競争をしているわけではない。

その上で言うが、もしあなたが……

- 正常な体重に戻ったら
- 痛みが和らいだり消えたりしたら
- ブレインフォグが消散したら
- しつこい腸疾患などの自己免疫疾患が和らいだら

おそらく次の章に進む番だ。

9

Phase 3:
Reap the Rewards

第9章 フェーズ3——収穫を刈り取る

フェーズ3は収穫に似ている。あなたはホロビオーム（91ページ参照）との息の長い共生関係によって活力、体重管理、健康な長寿などを謳歌できる段階まできた。目標は、ごく高齢でのピンピンコロリだ。

もともと痩身のために私の元を訪れた患者の多くは、内なる自分こと腸内環境がひとたび安定したら、体重減など全般的な健康増進という結果のほんの一端だったと悟る。言い換えると、すべてをきちんと行えば、もともと太り過ぎであったにせよ痩せ過ぎであったにせよ、適正体重に戻っているはずだ。自己免疫疾患や関節炎の患者たちは、痛みから解放された活力ある新生活を楽しんでいる。実際、成功をつかんだ患者はすべて、このフェーズ3のプログラムは単なる食事法ではなくライフスタイルなのだと悟っている。

あなたもこのライフスタイル段階で2つの目標を達成する。第一に、腸が実際に回復して腸内善玉菌がしっかりと働き、申し分ない体調をもたらしてくれていることを確認すること。第二に、ある種のレクチンを再導入できるかどうかを試すことだ。ただし、腸内細菌がそれを許し、またフェーズ2の6週間を過ごした後に限る。フェーズ2が終わったからと言って、レクチン耐性を試さなければと焦ることはない。何なら、フェーズ2の食事法（菜食主義者向けやヴィーガン版なども含め）を続けたって良いのだ。もしかつて問題だったレクチン食品に戻る必要を感じていなければ、350ページからの「フェーズ3　5日間のヴィーガン向け修正メニュー」を試すのも良い。

忍耐は報われる

フェーズ2の6週間が終わってどれだけ待てば、レクチン含有食品を再導入して良いのか？健康増進という目標の達成はもちろん、プログラム開始時の健康状態によりけりである。四半期ごとの先進的な血液検査のおかげで、私には患者の腸の熱帯雨林の回復ぶりや、悪玉菌やそのリポ多糖（LPSs）の消失ぶりがわかる。だが患者にもたいてい自覚症状があるので、レクチン含有食品を少しずつ再導入してみるタイミングは自己判断できる。その際に肝心な点は次の通りだ。

●腸の運動が正常化したか？　多くの患者の証言によると、トイレットペーパーがいらなくなったことがその目安だ。犬や霊長類がトイレットペーパーを必要とするか？　理想状態の便には、そんなものはいらないのだ。万事順調ならレクチンや悪玉菌を排出するために下痢便や軟便になる必要はない。これは腸の回復ぶりを知る何よりの検査だ。腸の不調は万病のもとなのだ。

●関節の痛みが止まったか？

●ブレインフォグが晴れたか？

●肌つやや顔色が良くなったか？　ニキビが消えたか？

●活力にあふれているか？

●朝までぐっすり眠れるか？

●太り過ぎだった人の場合、服のサイズが縮まったか？　あるいは痩せ過ぎだった人の場合、服を着て張りが増しているか？

もしいずれかの答えがノーだった場合、焦ってフェーズ2を卒業してしまわないこと。時期尚早だ。

同じく、自己免疫疾患およびその疑い、関節炎、心臓病、慢性副鼻腔炎などの診断を受けていたり、自分は敏感な「坑道のカナリア」なのではないかと思ったり、レクチン過敏症である場合、「ジャスト・セイ・ノー」食品リストにある食べ物の排除をやめるべきではないと強くお勧めする。ささいに見える過ちから運が暗転するのを私は嫌というほど見てきた。食品耐性を試すことにはやるあまり、これまでの1カ月半を無駄にすることなかれ。

幸いにも、大半の人は「坑道のカナリア」ではない。そしてこのフェーズにいたって、今の生活習慣をずっと続けていけるかどうかを調べる方法を伝授したい。さらに大半の長寿社会に共通する秘訣と、最新研究に裏付けられた実践的な原則も紹介したい。「ブルーゾーン」(286ページ参照)と総称される長寿地域をめぐってはさまざまに語られているが、それらにはたいていぞんざいな調査が見逃している驚くべき類似性がある。こうした社会は多様な食事習慣を持つ――主食が異なっている――と誤解されがちだが、実際には動物性タンパク質の摂取量が少ないという共通の食習慣を持つことは既述の通りだ。私はこれを活力ある健康寿命の秘訣と考える。

「Beef State(牛肉の州)」とも、牛のえさにちなんで「Cornhusker State(トウモロコシの皮をはぐ人の州)」とも称されるネブラスカ州の出身者として、この事実を忠告することは忍びない。だが事実として、こうした長寿社会はどこでも動物性タンパク質の摂取量が少ないのである。動物実験（と今ではヒト対象の調査でも）は、牛肉、豚肉、鶏肉、魚さえ摂取量を最低限にすることと長寿が関わっていることを証明している。[1]

最後に、断続的な断食の恩恵について触れておこう。これは、定期的に食間の時間を長くするか、月間なり週間の一定の日数のタンパク質摂取量やカロリー摂取量をとにかく減らすというものだ。これについて段階を追って説明しよう。

SUCCESS STORY

個人的な食物連鎖

パトリック・Mは中西部在住の45歳で、慢性疲労症候群、関節炎、高血圧などを患い、スイスの高級スパや健康センターに救いを求めても甲斐がなく、私に助けを求めてきた。プラントパラドックスプログラムを始めて1カ月半の間にすべての症状は解消し、高血圧の薬も手放すことができた。意識もはっきりし、関節炎も和らいだおかげで、大好きな旅行も再開できた。プログラムを開始して半年の時点で電話で話すと、順調だが旅先の食事だけが問題だと言う。鶏かエビなどの安全な食品を選んでも症状がぶり返すと言うのだった。おそらくこうした料理に使われている小麦粉に含まれるグルテンが犯人ではと、彼は目星をつけていた。だがレストランで供されている鶏やエビはおそらく大豆やトウモロコシを飼料に与えられており、それらを間接的に食べている可能性には無自覚だった。こうした一見「安全な食品」を避けてからは、疲労や痛みはもうまったく感じなくなった。問題はグルテンではなかった。トウモロコシや大豆をえさにしている鶏やエビだったのだ。

フェーズ3　永続

フェーズ3は、それに先立つ2つのフェーズが有期であったのと違い、永続的なライフスタイルである。それを続ければ、あれこれと健康問題に悩まされない老後の可能性がぐっと高まる。レクチン耐性に応じてこれまでとおおむね同様のものを食べながら、いくつか食習慣に変化をもたらすこともできる。

- 「イエス・プリーズ」食品リストにある食べ物で、主に地元で栽培された旬のものを中心に食べ続ける。
- 腸が回復したら、ケトン脂肪の摂取を増やす。これはMCT油やココナッツ油などの中鎖飽和脂肪酸で、脂肪としてため込まれずにむしろ脂肪を燃焼させる。
- 「ジャスト・セイ・ノー」食品リストの食べ物を避け続ける。ただし、もしそうしたいと思い、またそうできるのなら、未熟な（種なしかあってもごく小さな種の）レクチン含有食品を再導入して耐性を試しても良い。キュウリ、ズッキーニ、日本のナスなどである。1週間に1つの食品を試してから、次の食品へと進むこと。

●次に圧力調理した豆類を試す。やはり1週間に1種類ずつだ。急ぐことはない。これからの人生は長い。

●もしこうした食品に耐性があれば、後にトマトやペッパー類を種抜き、皮むきして再導入してみる。やはり1週間に1種類を試す。

●最後に、これらレクチン含有食品をすべて再導入し、それで問題がなかったのなら、インド産バスマティ米（インドの香り米）や他の穀物、雑穀類を圧力調理器で調理して少量ずつ食べてみる。ただし大麦、ライ麦、オーツ麦、小麦はすべてグルテンを含んでいるのでダメ。

●全体的に少食にし、食事の回数も減らす。これについては第10章で触れるが、内臓、頭脳、ミトコンドリアに消化とエネルギー生成を休ませる時間を与え、ＬＰＳsの体内侵入の機会を最小限にできる。

●動物性タンパク質摂取量を段階的に日量60グラム強にまで減らす。対して、タンパク質の大半を葉菜、ある種の野菜、マッシュルーム、ナッツ、麻の実などから摂取する。

●フェーズ2で推奨したサプリメントを服用し続ける。定期的に断食し、カロリー摂取量を限定する。特にいかなる動物性タンパク質も控える。この方法については２９４ページで説明する。

- 太陽の光を浴び、日ごとや季節ごとのリズムを回復する。真昼に1時間は日の光を浴びたい。また睡眠は8時間取り、定期的に運動すること。
- 夜間はブルーライトをできるだけ避け、156ページの青色光の「トロイの木馬」で紹介した戦略を導入すること。

SUCCESS STORY

ナッツアレルギーが治った!

アメリア・Wは初診時に51歳で、糖尿病、高血圧、そして高コレステロールに苦しんでいた。またすべてのナッツ類にアレルギーがあり、外食時に知らずにナッツを食べてしまった時に備え、対処薬エピペンを携行していた。私は彼女に、免疫系がレクチンとLPSsの働きで過剰に活性化しているので、異質なタンパク質を手当たり次第に攻撃しているのだと説明した。彼女は肩をすくめてうなずいた。「そうですね。とにかく体重を落とす手伝いをお願いします」彼女はプラントパラドックスプログラムを始めた。半年後、彼女は13kgあまりも体重を減らし、糖尿病、高血圧、高コレステロール問題は過去のものとなった。だが私の関心を引いたのは、彼女の最近の経験だった。

アメリアは友人とLAのおしゃれなレストランで昼食を取っていた。食事中、彼女は目元が少しかゆく、また目が潤んでいるのを感じたが、大気汚染のせいだと気にとめなかった。翌朝、目を覚ますと、目元はまだ少し腫れぼったかった。次にそのことを思い出したのは、2日後に友人から電話で、先日のレストランではシーザーサラダのクリーミードレッシングにクルミを混ぜているらしいと告げられた時だった。しかし彼女は弁護士に電話する代わりに、ピスタチオとマカダミアナッツを買ってきてほんのわずか口にし、様子を見てみた。何も起こらなかった。もっとたくさん食べてみても大丈夫。ついには手のひら一杯のナッツを食べてみたが大丈夫だった。今では好きなだけナッツを食べている。ナッツアレルギーは治った。彼女の免疫系は、善玉細菌叢に教育されてしずまった。ナッツは善玉細菌叢の友人なのだ。そして今では、彼女自身の友人でもある。

様子を見る

豆類

菜食主義者やヴィーガンではない私の患者も豆を恋しがる。そして第6章で述べた通り、現代的な圧力調理器にかけたものなら豆類を再導入しても良い。調理器の説明書通りにやれば良い。豆類は難消化性でんぷん（レジスタントスターチ）の素晴らしい供給源で、厄介なレクチンを取り除きさえすれば、腸内の友人たちが利用できる。豆類のタンパク質は動物性タンパク質よりも長寿への関わりが深く、少なくとも豆類と牛肉を比べるとそうである。(2) 面白いことに、魚や鶏肉を食べることは赤身肉よりも寿命を縮めないようだ。

最も安全な穀物

米を主食とする40億の民の大半は、白米を好んでいる。このような人々は伝統的に心臓病をほとんど患わず、私は麦を食べないので小麦胚芽凝集素（WGA）も取らないためと考えている。もし穀物を食習慣に再導入するのなら、最も安全な選択肢はインド米のバスマティ種（米国産ではなく）だ。インド・バスマティの白米は、他のどんな品種よりも多くレジスタントスターチを含んでいる。この割合をもっと増やしたければ、冷やご飯にするだけで良い。とはいえ、糖尿病およびその予備群やがんの患者、また痩身が目的であれば、この比較的無害な穀物さえ遠ざけておくのが安心だ。そしてソルガムとキビ、アワ、ヒエなどはレクチンを含まないきわめて優れた穀物であり、まったく安全であることを忘れずに。

知らぬは米国人ばかりなり

ナス科の植物

次に再導入を試みる食品は、トマト、唐辛子類、ナスなどナス科の植物だ。イタリア人とフランス人は2世紀前に、トマトの皮をむき、種を取る下ごしらえを覚えた。少量ずつ、そしてもちろん皮と種を取り除くことが条件だ。米国人はこうしたナス科の植物の毒抜き法を学ぶのが遅かった。皮をむきやすくするには、トマトを30秒ほど湯むきするか、フォークで串刺しにしてガスバーナーの上で焦げるまで焙る。唐辛子類も同様に焙り、紙袋に入れて冷ますと皮は簡単にむけるはずだ。

カボチャ類

トマトと同様に皮と種を取る。あるいはベビーサマースクワッシュ〔韓国カボチャ〕を選ぶ。皮と種を取っていない通常のカボチャをスパイラライザーにかけないように。冬カボチャも同様に皮むきと種抜きが必須だ。どちらにせよ、忘れてはならないのはカボチャ類は野菜ではなく果物であり、私たちの祖先は冬に備えて脂肪を蓄えるためだけに食べていたことだ。

注意書きがある。こうした果物（たとえそれらが野菜と呼ばれていようとも）に含まれる果糖は、えてして体重リバウンドのきっかけになることは、患者の多くが証明済みだ。もしこうした食品を再導入して体重計の目盛りが増え始めたら、すぐに食べるのをやめること。体重を増やしたり食欲管理を困難にする食品を食べてはいけない。同じことは、圧力調理した穀物や豆類にも言える。こうした食品を人間が食べる必要はないのだ。食欲に溺れて健康を損なうことはない。

胸肉1ポンドだなんてもってのほか！

動物性タンパク質の過剰摂取の危険については既述したが、そろそろ白黒をつける時だ。ヒトを対象とする最近の2つの実験で、ついに動物性タンパク質をめぐる最終宣告が下された（動物実験では以前からわかっていた）。[3] いずれの研究でも、肉消費が今や猛威を振るう肥満問題に変わる程度は、砂糖の消費と同程度と結論されている。肉を食べると砂糖を食べるのと同じほど太るのだ。幸いにも魚介類の消費については、それほど強い影響は見出されていない。菜食主義者やヴィーガンでない人には、魚介類こそ最善のタンパク源と勧めたい。さらに赤身肉にはNeu5Gcが含まれており、これはがんと心臓病のいずれにも関わる糖分子である。パレオ食の人が牧草肥育の牛のステーキ、ホットドッグ、ベーコンなどを食べるのは感心しない。それなら天然のサーモンやエビなどの方が良い。ファストフードのように肉をパンやバンズに挟むのは、破滅的な行為だ。フライドポテト、ポテトチップス、バンズ、パンなどに含まれる糖は食べるやいなや血糖となる。実際、全粒小麦パン1枚を食べただけで、血糖値はテーブルスプーン4杯分の砂糖をそのまま食べるよりも早く、より高くなる。肉の消化吸収はもっと遅く、少し後で血糖値を上げる。残念ながらその時には細胞はパンやフライドポテトの糖ですでに満たされており、もう糖は必要ない。こうなると肉のタンパク質は糖へと変換され、そのまますぐに脂肪にされてしまうのだ。

ブルーゾーンって何？

ジャーナリストのダン・ビュイトナーは『ナショナルジオグラフィック』と協力して、世界の最長寿地帯を訪ねて調査した。基準は米国全体に比べて10倍以上の百寿者がいる地域だ。記事を同雑誌に発表したのち、ビュイトナーはベストセラー『ブルーゾーン世界の100歳人（センテナリアン）に学ぶ健康と長寿のルール』（ディスカヴァー・トゥエンティワン刊）を刊行した。選ばれた地域はイタリアのサルディニア島、日本の沖縄、カリフォルニアのロマリンダ（私がかつて教授をしていた大学のある場所だ）、コスタリカのニコヤ半島、ギリシャのシカリア島などである。これらさまざまな食生活のカギは唯一の共通点――いずれも動物性タンパク質の摂取が劇的に少なかったことだ。この話題は少し後で詳述する。

地中海ダイエットを考える

鋭い読者ならブルーゾーンの2つが地中海の島であることに気づいただろう。そして地中海式ダイエットを採用すれば穀物をあきらめなくても良いのではと思っているに違いない。気持ちはわかる。私もパンが大好きだからだ。パンはクセになる。だが悲しいことに、メガスタディ（既存の諸研究を総覧分析する研究法）の結果、この食事法において穀物は負の要素であり[4]、それを地中海地域で食されているポリフェノール豊かな野菜やオリーブ油、赤ワインなどが補っていることがわかっている。実際、穀物のレクチンが関節に吸着されるため、イタリア人は関節炎の罹患率が非常に高く[5]、サルディニア島民は自己免疫疾患の罹患率が高い。ロマリンダの菜食主義者たちも、整形外科の常連だ。目標は健康な長寿だ。単に1年でも長く生きればよいというものではない。

SUCCESS STORY

パンはパンにあらず

スーザン・R（27歳）はハリウッド女優を夢見てハンガリーからやってきた。だが米国にきたとたん、鋭い腹痛、けいれん、血便を伴う下痢に襲われた。一連の検査の結果、クローン病の診断がくだり、免疫抑制剤の服用を勧められた。この若さでこんな不運にと衝撃を受けた彼女は、俳優仲間の勧めで私のところにきた。検査してみると典型的なレクチン不耐性と強い炎症反応が認められた。スーザンはプラントパラドックスプログラムを始めると2週間で腹痛は和らぎ、腸の異常運動もしずまり始め、元の活発な暮らしが戻ってきた。1年ほどしてハンガリーに里帰りした彼女は、両親の勧めでパンとヨーグルトという私のプログラムでは禁止されている食品を口にした。だがまったく何の問題も起きなかった。そしてロサンゼルスに戻った彼女は、もう治ったのだと思い、地元産のパンとヨーグルトを食べた。するとわずか数日の間に、すべての問題がいっそう激しくなって戻ってきた。すぐに私の元を受診して検査した結果、免疫反応がまた激化していることがわかった。どうしてこんなことに?

ハンガリーで彼女が食べたパンは、除草剤ラウンドアップを用いずに栽培した麦をイースト菌とサワードウで発酵させたものだった。イースト菌とサワードウがパンのレクチンを食べてしまったのだ。そしてヨーグルトの原料乳もカゼインA2を含み、それを産する牛もまたラウンドアップに汚染された穀物ではなく牧草で肥育されていた。腸内細菌叢を傷めるものがないため、彼女は元気だったのだ。だが米国に戻ってから食べたものは、故郷のそれとはまったく違っていた。パンもヨーグルトも単なるパンやヨーグルトではなかった。食べ物は、育て方や調理の仕方によって変わるものだからだ。スーザンの物語はハッピーエンディングを迎える。米国では毒食品を避け、故郷に戻ると同じ(と言っても、もちろん似て非なる)食べ物で身体と腸内細菌叢を養っているのだ。

プロテイン・コネクション

まだ動物性タンパク質摂取を控えることが健康長寿の秘訣だと納得できない？　サイモン&ガーファンクルの歌詞ではないが、「人は聞きたいことを聞き、その他には耳をふさぐ」ものだ。では科学的研究に目を向けてみよう。アメリカ国立老化現象研究所（NIA）によるアカゲザルを対象としたある研究結果を例外として、[6]さまざまな研究で、カロリー制限はあらゆる動物の寿命を延ばすことが知られている（ウィスコンシン大学によるアカゲザルを対象とする研究も含む）。[7]NIAの研究では、カロリー制限食を与えたアカゲザルは通常食を与えた被験群より健康寿命が長かったものの、両群とも寿命そのものは差がなかった。ウィスコンシン大学の研究では、同じアカゲザルを対象としながら正反対の結果が出た。どちらが正しいのか？　ウィスコンシン大学の研究者らはNIAの研究を検証し、そこではすべてのサルの摂取カロリーが制限されていることを指摘し、違いは両研究のえさのタンパク質の違いによって説明できるのではないかと推論した。ウィスコンシン大学の研究の方が、えさのタンパク質が少なく、炭水化物が占める割合が大きかったからだ（ブルーゾーンみたいだと思ったあなたは鋭い）。そこでセントルイス大学の研究者らは、新たに動物性タンパク質仮説を調べてみることにした。通常よりも20％から30％カロリー摂取が少ないCRソサエティ・インターナショナル（カロリー制限食の実践者団体）の会員を追跡調査したのだ。

CR会員らは摂取カロリー量がはるかに少ないにもかかわらず、IGF－1水準（後述）が通常食の人々とおおむね同程度だった。NIA研究の研究群のアカゲザルが、より太った比較対象群のサルより長生きしなかったことに不思議はなかった。そこでヴィーガンのIGF－1水準を測定した結果、もちろんCR会員（カロリー制限をしている）よりもはるかに低かった。そのため最終検証として、数人のCR会員に摂取カロリーを変えずに動物性タンパク質を減らしてもらった。すると驚くなかれ、彼らのIGF－1水準はヴィーガン並みになった[8]。要するに、長生きしたければ動物性タンパク質を減らすか、ゼロにせよということだ。私は1日に60グラム程度までにすることを勧める。もっと食べたいって？　大丈夫。動物性タンパク質を取らない日を設ければ、体内に蓄積されたタンパク質量は平準化される。

100歳まで生きたければ？

私は長年、患者のインスリン様成長因子（IGF－1）を、老化の簡便なマーカー[9]として測定してきた。動物実験でも人を対象とする実験でも、この値が低いほど寿命が長く、発がんの可能性が低くなることが示されている。動物実験と臨床試験（私自身によるものも含む）の結果、低ＩＧＦ－１値に関わる２つの要素は、糖と動物性タンパク質（とりわけある種のアミノ酸）の摂取量が少ないことだった。こうしたアミノ酸、特にメチオニン、ロイシン、イソロイシンは植物性タンパク質よりも動物性タンパク質にはるかに多く含まれ、エネルギーの有無を察知する感覚器官ｍＴＯＲもしくは単にＴＯＲ（ラパマイシン標的タンパク質の略号）を活性化する（ラパマイシンは私がロマリンダ大学にいた初期に試験されていた臓器移植用の免疫抑制剤である。移植薬はすべて長年の動物実験によって安全性と長期的な副作用を調べなければならない）。動物実験の結果、ラパマイシンが寿命を延ばすとわかった時[10]の衝撃を想像してみてほしい。大半の免疫抑制剤は寿命を縮めるものだからだ。この現象の原因追及の結果、長寿の主たる原動力はあらゆる細胞にあるエネルギーを察知する感覚器であることが明らかになった。通常は派手な命名に縁のない研究者も、この時ばかりはこの感覚器を哺乳類ラパマイシン標的タンパク質（ｍＴＯＲ）と名付けた。今ではミミズなども含むあらゆる動物にこうした感覚器が備わっていることがわかり、したがって単にＴＯＲと呼ばれている。

ＴＯＲはエネルギーの多少を察知する。食料の豊かな夏場のように多くのエネルギーを察知すると、成長期と判断し、ＩＧＦ－１を活性化させて細胞を成長させる。冬場、干ばつ期、飢餓期などでエネルギーが少ないと、不必要な活動をシャットダウンし閉じこもる時期としてＩＧＦ－１を減らす。Ｔ

ORは感覚器なので測定できないが、その下流メッセンジャーであるIGF-1は細胞にどんどん成長しろと指令するか、あるいは冬眠して春に備えろと指令する。このIGF-1を測定する（そしてそれに応じて動物性タンパク質の摂取を控えるなどの食品選択をする）ことによって、老化の進度を管理できるのだ。恐ろしいことだが本当である。私の90歳代、100歳代の患者はみなIGF-1値がとても低い。だからあなたもそうあるべきだ。

どこまで下げられる?

タンパク質摂取量に最低値はあるのか？　おそらくその答えは、私のかつての同僚ロマリンダ大学のゲイリー・フレーザー博士が知っている。彼は長寿として有名なセブンスデー・アドベンチスト教徒を対象とした自らの研究と、他の6つの研究結果を統合し、最も長寿であるのはヴィーガンのアドベンチスト教徒であり、それに次ぐのが乳脂肪を制限している菜食主義者のアドベンチストであることを明らかに示した。[11]　さらにそれに次ぐのは乳製品を取るアドベンチストであり、時おり鶏や魚を食べるアドベンチストがしんがりだった。これをどう理解すれば良いのか？　動物性タンパク質を食べることは健康に良いとは限らないし、それを全廃すれば、ただでさえ長寿な人々に対してさえ最大限の長寿をもたらすということだ。これでもハンバーガーやポークチョップやステーキをあきらめられない？　アルツハイマー病発症リスクは肉消費量に直結している。[12]それならレクチンをできるだけ除外した全植物性食事法はどうかと想像してみてほしい。

こうした研究群は印象的だが、ブルーゾーンの他の地域を考慮してバランスを取る必要がある。そうした地域では、少量の動物性タンパク質とりわけ海産物が食生活にしっかりと織り込まれている。『ブルーゾーン』の著者ダン・ビュイトナーはイタリア本土のアッチャロリの古老たちに取材していない。ナポリの南に位置するこの町は百寿者の比率が最も高く、住民人口の30％を超える。彼らは驚くべき健康状態の秘訣を、アンチョビをローズマリーと共にたっぷりのワインで毎日食することと言っている。その上で言うと、私自身の研究では、動物性タンパク質と糖（果糖でさえ）の摂取量とIGF－1値の相関性を認めている。私の助言は、適切な植物性食品を主なタンパク源とし、いくらか魚介類とローズマリーを足せば、長く健康な人生を期待できようというものだ。

断食とケトン

断食はまったく自然なことだ。断食が危険だなどという「専門家」は無視すれば良い。人類はかつて定期的に断食していた。別に流行だからでも腸内細菌叢を浄化したいからでもない。もっと単純な理由、すなわち食料は常に手に入るとは限らなかったからだ。これについては1972年に行われたある研究が参考になる。被験者は23人の肥満者で、60日間の飢餓ダイエットをやらせた。まず彼らにインスリンを注射して血糖値を下げた。彼らは全員すぐさま強度の低血糖症状を起こし、発汗、低血圧、めまいなどが見られた。そして60日の実験期間の終わりにまたインスリン注射をすると、彼らの血糖値は極端に低かったにもかかわらず、まったく意識清明だった。血液検査した結果、彼らの脳はグルコース（ブドウ糖）の代わりにケトンを燃焼してエネルギー源にしており、そのためグルコースを必要としなかったことがわかった。[13] これは人間が炭水化物やタンパク質から糖を得られない場合に適応し、ケトンを主たる燃料にできることの証拠である。[14] 伝統的にすべての偉大な宗教では何らかの断食が精神鍛錬の手段として組み込まれていることを忘れないでほしい。週に1日の断食を行っているモルモン教徒は、それを行っていないモルモン教徒に比べて、寿命がはるかに長い。[15]

動物性タンパク質制限に代わるもの

まだ動物性タンパク質の全廃に踏み切れない？　他の良い方法があったらなだって？　南カリフォルニア大学の長寿研究所ヴァルター・ロンゴは、月に5日間、日量およそ900カロリーのヴィーガン食生活を送れば、1カ月間ずっとカロリー制限食をしたのと同じ結果（IGF－1などの老化マーカーによって測定）が得られることを明かしている。[16]　だから月に5日間カロリーと動物性タンパク質を制限するだけで、1カ月間ずっとCRソサエティ・インターナショナルに加入したのと同じ結果を労なくして得られるのだ。いわば、週に1、2回ほど何かの運動をすれば、1カ月間ずっとそれをやったのと同じ結果が得られるというようなものだ（これも実証済みの事実[17]）。

そこで、来月にはプラントパラドックスプログラムのフェーズ1の3日間浄化のヴィーガン向けバージョンのミールプランを実践して様子を見てはどうだろう。これなら日量900カロリーに設計されているし、5日ではなく3日で済む。私も妻と共にこれを取り入れている。このプランをさらに2日続けても良いし、1日に取るカロリー量を維持する限りどんな変更を加えても良い。それからその月の間ずっとフェーズ3のガイドラインを守る（とはいえ、たいていの人は数日間は旅行や特別な状況のために逸脱するが）。

その他の代替法

それでも極端だと言うなら、断続的断食（ＩＦ）を試してはどうか。当初は、週に２日ほどカロリー摂取量を日量５００カロリーから６００カロリーにし、その他の日は通常に暮らす。目安としては、放牧鶏卵かオメガ３脂肪酸強化卵なら６つから８つ、ロメインレタスにオリーブ油と酢をテーブルスプーン３杯ほどかけたサラダならビニール袋に５つ分くらいだ。私は外来患者に、月曜日と木曜日にこれをすることを勧めている。月曜日なら週末の後なので断食もやりやすい。それから２日休止して木曜日にまたやれば、週末をリラックスして迎えられる。私の患者はこの方法で週に半kgほど体重を減らしている。

第三の選択肢

まだ納得がいかないだって？　私と、友人であり同僚のデール・ブレッドセン博士（ＵＣＬＡと老化研究のバック研究所で認知症研究をしている専門家）の意見が一致することがある。食事の間隔を延ばすほど、細胞内でエネルギーを生み出すミトコンドリアが、とりわけ脳のニューロンの代謝柔軟性が高まるということだ。ではどのくらいの時間をあければ良いのか？　毎日16時間は何も食べない時間を設けたい。実践法としては夕食を午後6時に取れば、翌朝の10時にブランチにすれば良い。あるいは午後8時に夕食にするなら、翌日は昼食が初の食事だ。朝食は「Break_fast（断食を解く）」と書くことを忘れずに。食間は長くするほど良い。[18] 別に昨今の断食ブームに便乗しているわけではない。前著では1月から5月までの間、私は毎日24時間中22時間を食事抜きで過ごし、食べるのは午後6時から8時までの間だけ、その間はたっぷりの緑茶とミントティー、そして午前中にコーヒーを一杯飲むだけだったことを記した。私はもうこんな生活を10年続けており、したがってそれが実行できるばかりか続けられることも知っている。結局あなたも、人生を長続きさせるために本書を読んでいるはずだ。

集中治療方式

私の元を訪れる患者の一部は、最後の手段として頼ってくる人々だ。彼らはしばしば糖尿病、がん、腎臓疾患などの症状を抱えているか、認知症の診断を受けたばかりであるか、パーキンソン病などの神経症状を抱えている。このような重篤な症例には集中治療体制が必要だ。エネルギーを生み出す細胞器官すなわちミトコンドリアがショックを受けているからだ。こうした人々はすぐさまガンドリー博士の「集中治療室」に行かなくてはならない。あなたがこれに当てはまる場合もしくは愛する人がそうである場合に備えて、プラントパラドックスプログラムの改良版を用意した。この改良版は集中ケアプログラムと言い、次章で詳述する。1つヒントを明かすと、こうした症状はみな原因を共有している。さあ、それは何だと思う？

10

The Keto Plant Paradox Intensive Care Program

第10章

集中ケアプログラム

大勢の患者が最後の手段として私の元にやってくる。その中には糖尿病やがん、パーキンソン病、アルツハイマー病を含む認知症、その他の深刻な診断を受けた人もいる。レクチンによる腸壁突破と7つの致死的なかく乱要因が相まって彼らの不調の底流をなしていると私が確信したのは、当然の事だった。例えば認知症とパーキンソン病の場合、グリア細胞と呼ばれる特殊な白血球がニューロンをボディガードよろしく保護している。グリア細胞は腸壁を突破したレクチンやリポ多糖（ＬＰＳｓ）の接近を察知すると、保護するニューロンの周囲に集まる。残念ながらグリア細胞の防備はあまりにも固いので、単純な栄養さえニューロンに行きつけず、したがって神経細胞は死んでしまう。何より、野放図に暴れまわるレクチンとＬＰＳｓは、全細胞のエネルギー工場であるミトコンドリアが糖や脂肪を処理する方法を根本的にかく乱してしまう。この過程について説明しよう。

マイティ・ミトコンドリア

数億年前、全生物の祖先は細菌を飲み込み、それがミトコンドリアになった。ミトコンドリアは寄生主（宿主）と共生関係を結び、糖と脂肪をクレブス回路という組み立てラインで、エネルギーの元になる分子ATPにしている。あらゆる細胞は機能する上でこのATPを必要とする。ミトコンドリアは自前のDNAを持っており、それは寄生主の細胞分裂と同時に分裂する。労働者の常だがミトコンドリアも日中のみ精いっぱい働くが、その後は休まなければならない。

最近まで、概日リズムはミトコンドリアにうまく働いていた。日中は一心不乱に働き、あなたが食べた糖とタンパク質（それ自体が糖に変換されるのだが）をせっせとATPにしていたのだ。夜になり上司であるあなたが寝ている間はミトコンドリアも一服し、おそらくひと眠りしている。別に夜になって急に代謝をやめるわけではないが、糖やタンパク質を取っていない間はそれらをガンガン燃やすのをやめ、代わりにケトンという特殊な脂肪に頼っている。前章で説明したように、ケトンは通常、糖供給が少ない時に生成される。ガソリンで走っている間にはバッテリーを充電し、ガソリンが切れても充電した電気で走り続けられるハイブリッド車を思い浮かべてほしい。ミトコンドリアも同様に、食べていない夜間、ケトンという「バッテリー」に頼ってＡＴＰを細々と生成している。

概日リズムが代謝に与える影響についてはすでに述べた。食料が豊かな夏の間、おそらくミトコンドリアはエンジンフル回転で、時には処理しきれない糖やプロテインを腹回りの脂肪という倉庫に向かわせる。さほど遠くない昔、これで何の問題もなかった。なぜなら、冬になると食料は乏しくなり、ミトコンドリアのエンジンはアイドリング状態になり、糖の代わりに脂肪を使ってＡＴＰを作るようになるからだ。食料不足の時期にミトコンドリアが脂肪をケトンにして消費することは、まさに医師の養生訓通りだ。ケトンをＡＴＰに変換するには、糖を使う場合の半分の労しか要しない。これでミトコンドリアは元気でいられるし、体内のエネルギー貯蔵も節約できる。

ミトコンドリアの混乱

だがもし、あなたがのべつ幕なしに膨大なカロリーを取り続けたせいでミトコンドリアが慢性疲労になっていたらどうなるだろう？　報いなき仕事で疲れ果てたミトコンドリアは病欠し始め、残業も拒否し始めるだろう。ＡＴＰ生成は追いつかなくなり、あちこちで停電が起き始める。行き場を失った糖は、ますます倉庫（腹回りの脂肪）に溜まっていく。こうしてミトコンドリアが疲弊すると、エンジンはガタガタ音を立ててやがて止まる。エネルギー不足に苦しむ脳（いわば会社役員のようなものだ）は工場の現場の問題も知らずに、工員（ミトコンドリア）にもっと糖を代謝してエネルギーにしろ、生産倍増だとゲキを飛ばし続ける。さて免疫機構を警察と思ってほしい。給与（エネルギー）が十分に支払われないため、彼らはパトロールを怠る。薄暗がりの中で警察もまばらとあって、犯罪者たち（例えばがん細胞など）が忍び込み、あちこちで糖をむさぼりつつ、やりたい放題だ。まるでマンガのような展開だが、幸いにも救いがないわけではない。

　すでにあなたも、こんな惨状の原因がわかっているはずだ。だが私のプランがあなたをどう救えるのか、もう少し付き合ってほしい。そのためには酵素について知る必要がある。糖やタンパク質（タンパク質は糖に変換されるので今や「新たなる糖」だ）[1]を取るとすい臓からインスリンが分泌され、糖をミトコンドリア工場へと送り届ける。だが工場がフル操業で荷受けの余裕がないと、インスリンと糖は門前払いされてしまう。そこでインスリンはリポタンパク質リパーゼ（ＬＰＬ）という酵素に命じて、後日に備えて脂肪細胞に糖を脂肪に変換させる。糖やタンパク質を取り続けたり、やはり荷受け拒否をするレクチンを取り続けると、すい臓はどんどんインスリンを作り、行き場を失った糖を脂肪にし続ける。これがインスリン耐性、すなわちミトコンドリアがこき使われたことに怒り、仕事をさぼったり職場放棄している状態だ。

本章の冒頭で述べたすべての病気の核心にあるのは、代謝の混乱である。摂取するエネルギーが、それを処理するミトコンドリアの処理能力を超えていることだ。主に糖やタンパク質の形でエネルギーを取り過ぎているのだ。そこにＬＰＳｓを体内に運び込む飽和脂肪酸とＬＰＳｓを放出し続けるレクチンを加えれば、ミトコンドリアが職場放棄するのも無理はない。

SUCCESS STORY

進行の止まったＡＬＳ

電動車いすで診察室に入ってきたアート・Ｓに初めて会ったのは４年前のこと。65歳の彼は、アイスバケツチャレンジで知られるようになった筋萎縮性側索硬化症（ＡＬＳ）の最終ステージだった。アートは右手の２本の指以外、全身がすっかり麻痺しており、その指で電動車いすを操っていた。明るく明晰な男で、素晴らしい妻や子供に恵まれた彼は、気管切開して人工呼吸器を取りつける必要に迫られていた。アートは自ら車いすを運転して私の元を訪れ、別の道を探ることにした。集中ケアプログラムを実践して４年後の今、彼はいまだに２本指で車いすを操ってコストコで買い物をし、もちろん気管切開とも人工呼吸器とも無縁である。ＡＬＳの進行性を知る人は、ありえないと思うかもしれない。だがこれは現実だ。アートは耳を傾ける人には誰にでも、力強い自前の声で体験談を聞かせている。

ケトンの謎

では糖とタンパク質の摂取を控えて、燃料としてため込んだ脂肪を燃焼させることでミトコンドリアの負担を減らしてやればよいではないかって？　残念ながら、それは容易ではない。アトキンスダイエットをやったことのある人なら、アトキンス博士が人をケトーシス（血中ケトンをエネルギー源にする状態）にさせたがっていたことを思い出すかもしれない。体脂肪を燃焼させようとしてのことだ。だが残念ながら、ミトコンドリアは体脂肪を直接処理できるわけではない。まずホルモン感受性リパーゼという酵素が、体脂肪をケトンという利用可能な形にしなくてはならないのだ。

身体の働きは精妙なものだ。この酵素はインスリンに働きを阻害される。インスリン濃度が高い間、脳は来るべき食料欠乏期の冬に備えてたっぷり食べているのだと判断し、どんどん脂肪に変換する。脂肪を今すぐケトンにして利用することはない。

一方、冬になって十分に食べられなくなると、もはやインスリンは分泌されず、ホルモン感受性リパーゼは足かせを解かれる。脂肪をケトンにしてミトコンドリアに送り届け始めるのだ。かつての人類は、このケトンによる補充で、食料の乏しい時期を乗り切ってきた。だが現代では冬になっても食料は不足しない。年がら年中常夏のように食べていれば、インスリン濃度は高止まりし、ミトコンドリアは働かず、インスリンがホルモン感受性リパーゼを阻害するので蓄えた脂肪も活用できない。まるで海上を漂流しながら飲み水は一滴もないようなものだ。

そしてこれこそ低炭水化物・高タンパク質食事法（アトキンス、サウスビーチ、プロテイン・パワー、パレオ）の脱落シナリオだ。糖摂取を減らしてもタンパク質があるからインスリン・レベルは下がらない。繰り返しになるが、過剰なタンパク質は糖に変換され、インスリン分泌を促し、インスリンはホルモン感受性リパーゼを阻害し、脂肪のケトン変換を妨げる。その典型的な結果は頭痛、低エネルギー、痛み、そしていわゆるアトキンス風邪や低炭水化物風邪だ。糖をカットするだけでは不十分で、タンパク質も摂取制限しなくてはならないのだ。そんなことできっこないって？　大丈夫、脂肪が希望をくれる。

脂肪を取ると蓄積脂肪が解き放たれる

ではどうすれば良いのか？　解決法にはケトンが関わっている。先の低炭水化物・高タンパク質ダイエットと違い、インスリンレベルを下げて気の毒なミトコンドリアを過労から解放してやるには、糖とタンパク質の両方を減らさなければならない。標準的な米国式食事をしていると、インスリンレベルが高止まりして、自前の脂肪をケトンにするのは難しい。それなら、どうすればミトコンドリアにケトンを送り込んでやれるのか？　幸いにも「低炭水化物風邪」にかからずにこの問題を回避する方法がある。これもやはりパラドックスだが、植物が活路を開いてくれる。植物がすでに持つケトンを取ればいいのだ。いくつかの植物性脂肪はケトンでできており、矛盾するようだが、植物性脂肪であるにもかかわらず、解決になる。

ＭＣＴ油に含まれる中鎖脂肪酸トリグリセリド（ＭＣＴ）は１００％ケトンでできており、インスリンの助けなしでクレブス回路に入ることができる。固形ココナッツ油（温度が21度以下になると固体になる油）もおよそ65％がＭＣＴで、やはりケトン源になる。レッドパーム油はパームフルーツ油とも呼ばれ、およそ50％がケトンだ。ブチラート（酪酸塩）はバターに含まれるケトンのことで、短鎖脂肪酸としてバター、山羊バター、ギーなどに見られ、これもちょっとしたケトン源になる。

だが忘れてはならないことがある。タンパク質は、糖や炭水化物とまったく同じように、あなたの敵である（これまたパラドックス！）。だから多くの無邪気なケトン食実践者はケトーシスになれなかったり、なれてもそれを維持できないのだ。彼らは素晴らしきＭＣＴ油を取りながら、一方で大量の動物性タンパク質をベーコン、スペアリブ、牛肉、ソーセージ、その他の脂肪たっぷりの肉や、やはり高脂肪なチーズと共に取っているからだ。ケトンをいくら食べても、同時に動物性タンパク質を取ってインスリンレベルを高止まりさせていれば、決して体脂肪をケトンに変換する（そうなれば体重減少が促される）ことはない。さらにがん患者には、がん細胞は動物性タンパク質が大好きであることを強調したい（189ページのNeu5Gcとがんの関係について読み直してほしい）。

がんとの関わり、そして……

ここで1930年代にがん細胞の代謝のアキレス腱を見つけたノーベル賞受賞者オットー・ワールブルクの功績に感謝したい。正常細胞と違い、がん細胞のミトコンドリアはケトンからATPを作ることができない。またやはり正常細胞と違い、糖を酸化させてATPを作ることもできない。代わりにがん細胞は、酵母やバクテリアと同じように、糖を発酵させるという非常に非効率な方法に頼っている。そのため、がん細胞は細胞分裂するためにも、正常細胞に比べて18倍もの糖を必要とする。[2] それだけではない。がん細胞はグルコース（ブドウ糖）よりもフルクトース（果糖）を発酵させることを好む。これも果物を食べるべきではないもうひとつの理由だ（そして集中ケアプログラムではそうなっている）。[3] このプランでは、がん細胞を餓死させてやるのだ。

SUCCESS STORY

糖尿病とがんが消えた

メリンダ・Yは77歳の新患で、かなり深刻な糖尿病を患っていた他、何よりも両足が大きな扁平上皮がんに侵されていた。大き過ぎて切除術もできず、化学療法はこの大きさの病巣には非常に効果が薄いことで悪名高い。彼女はオンラインのチャットルームで私が他の患者に施した方法が残っていると知り、パームスプリングスの診療所にやってきた。私はすぐに彼女を集中ケアプログラムにかけた。半年のうちに、彼女の糖尿病は治ったばかりか、がんも完全に消失した。このプログラムの効果を示す驚異的な事実だ。

がん細胞を餓死させている間、あなたの身体のすべての正常細胞（脳を含む）のミトコンドリアもケトンを燃料にできる。心臓外科医である私は、心臓の細胞は平静時でも、またマラソンのような高負荷状態でも、グルコースよりもケトンを好むことを知っている。記憶喪失、パーキンソン病、神経病を患っている人に、興味深い研究結果をお伝えしたい。神経細胞中の疲れ果てたミトコンドリアは、糖の代わりにケトンを供給すると元気を取り戻すのだ。(4)

SUCCESS STORY

痩せているが糖尿病

ラルフ・Kは55歳の歯科医で、医療者でありながら自らの健康状態には恵まれなかったが、それは彼のせいではなかった。彼は痩せていたが1型糖尿病でインスリンが手放せず、糖尿性の心臓疾患を患っていた。すでに一度発作歴があり、ステントを設置していた。高脂血症の薬を大量服用していたが、コレステロール値はひどいものだった。私の元に紹介されてきた時、彼の経過はかんばしくなかった。だがそれも集中ケアプログラムにかかるまでだった。糖尿病マーカーは正常値まで下がり、インスリンの必要量は劇的に減少し、高脂血症の薬はやめ、あらゆるコレステロール値はもう3年も正常値にある。

糖尿病と腎臓疾患は治療できる

糖尿病患者に改めて言おう。ケトンはミトコンドリアに運ばれるためにインスリンを必要としない。顔パスでOKなのだ。脂肪は糖尿病患者の友人である（きっと人からはその逆を聞かされているだろうが）。もうひとつ覚えておくべきことがある。脂肪とケトンが友人である一方、タンパク質、炭水化物、果物は敵である。[5] 栄養士がなんと言おうと、糖尿病とは過剰なタンパク質、糖、果物が気の毒なミトコンドリアを疲弊させているために起きる代謝の乱れに過ぎない。糖尿病は完全に治療可能な病気で、私はそれを日々目撃している。

果物と言えば、果糖は腎臓疾患の主な原因の1つだ。これは腎臓病専門医でもほぼ確実に知らない事実だ。果糖は非常に毒性が高いので、その60％は肝臓へと送られ、トリグルセリド（心臓病の原因物質だ）と呼ばれる脂肪と尿酸に変換される。尿酸は血圧を上げ、痛風を起こし、腎臓のろ過機能を直撃する。[6] 果糖の30％は肝臓ではなく腎臓に直行し、そこでろ過機能をさらに直撃する。[7] 果物は有毒なお菓子なのだ。既述の通り、果物は遠い昔には冬場に備えて太らせてくれる良いものだった。その毒性も脂肪のためと思えば数カ月間は許容できた。それ以外の9カ月の間に、傷んだ腎臓を回復できたからだ。だが今やあなたの腎臓は、年中ずっと果糖の攻撃を受けている。だが集中ケアプログラムなら、腎臓を攻撃している毒の大半――レクチン、果物、過剰な動物性タンパク質――をすぐに排除できるのだ。

SUCCESS STORY

回避された腎臓病

私が初めて会った時、ジェローム・M（88歳）はHIV陽性で、糸球体腎炎――腎臓で過剰な水分と老廃物をこしとる糸球体が炎症を起こす病気――のため、腎臓病の末期に達し、プレドニゾンというステロイドを大量投与されて透析を予定していた。ジェロームは集中ケアプログラムをやってみることにした。10カ月後、プレドニゾンを飲まずに済むようになった。その時点でのクレアチニン・レベルは1・7から1・1に下がっており（正常値は1・0）、先進的な腎機能検査でシスタチンCは1・84から1・

04に下がっていた（正常値は0・97）。GFR（糸球体透過率）も40から65へと改善し、ほぼ安全域になった。今ではプレドニゾンの服用をやめて2年になり、透析はついぞ受けずに済んでいる。

腎臓を救え

ケトーシス状態の何よりの例は、妊娠したまま冬眠している熊に見られる。妊娠したまま閉じこもり、そのまま5カ月間飲まず食わずなのだ。その間に胎児を育み、出産し、授乳し、やがて巣から出てくる。やせ細っているが、筋肉は落ちていない。筋肉が維持できなければ、子熊のために狩りができないからだ。しかし何より驚異的なのは、その5カ月の間、小便をしないことである。いったいどうしてこんな芸当ができるのか？　彼女は冬に備えて蓄積した脂肪をケトンに変換して命をつないでいる。腎臓には、飲食物に含まれている水分を排出することと、タンパク質の老廃物をこして捨てることの、2つの機能しかない。タンパク質はディーゼル燃料のように汚い燃料なのだ。一方、ケトンは天然ガスのようにクリーンな燃料である。母熊はケトンを燃焼して何も飲まないので、腎臓に用はなく、まったく小便を出さないのだ。

集中ケアプログラムに腎臓を保護する働きがあることは、何も驚くことではない。私は獣医がさじを投げたヨークシャーテリアの老愛犬を救ったことさえある。獣医は、腎臓疾患のために今月中には死ぬでしょう、万策尽きました、できるだけ楽にさせてやってくださいと言っていた。実際、私は彼女を楽にしてやった。脂肪に富むパンチェッタ（塩漬け豚肉）だけを与えてやったのだ（犬はやはり肉食動物なのだ）。人間には向かないが肉食動物には好適な食事で、むくみと腹水は消え、他の3頭の犬と共に私の朝のジョギングにも復帰した。彼女はそれから2年間生き、老衰で死んだ。

SUCCESS STORY

透析なんかいらない！

グアダループ・O（61歳）は肥満、重度のインスリン耐性、そして糖尿病性の腎臓疾患を患い、シャント（血流短絡）の設置と透析を予定していた。私が髪を切っている店のネイリストが彼女の娘で、私の評判を聞いて、英語を話さない母親を診療所に連れてきたのだ。グアダループの糖尿病はＨｂＡ１Ｃが12（正常値は5・6以下）、腎臓の働きはＧＦＲが10（安全圏は90以上）と手に負えない状態で、透析の予定も当然だった。彼女はすぐさま集中ケアプログラムを始めることになった。それから3年、いまだに透析はやっていない。ＨｂＡ１Ｃは低い時で5・8まで下がるが、通常はインスリン注射なしで6・0程度だ。体重はおよそ14kg近くも減った。だが時折、ふるさとの味トウモロコシのトルティーヤ、豆、果物に手が伸びる。そのあげく体重が増え始め、腎臓の働きが弱まると、娘が母を指導する。彼女の年齢で透析など、誰しも受けるべきではない。

集中ケアプログラムの実践

これでおわかりの通り、多種多様に見える症状も、すべて手の施しようのあるミトコンドリアの不全に起因している。もしあなたもこうした病気を抱えているのなら、通常のプログラムの代わりに集中ケアプログラムにすることを強くお勧めする。これは通常版よりもさらに動物性タンパク質を減らし、果物と種のある野菜を完全に禁止するものだ。

集中ケアプログラムで許される「イエス・プリーズ」食品リスト

種類	品目
油	エゴマ油、オリーブ油、MCT油、ごま油、ココナッツ油、アボカド油、クルミ油、米油、肝油、マカダミア油、レッドパーム油、藻類油
甘味料	ステビア、キシリトール、ラカンカ、エリトリトール、ヤーコン、チコリルートから抽出したイヌリンを成分とするもの

ナッツや種（日量1／2カップ）〔日本規格の計量カップで120cc〕	マカダミアナッツ、クルミ、ピスタチオ、ペカン、ヘーゼルナッツ、栗、ココナッツ（ココナッツジュースではなく）、ココナッツミルク（甘味を付けていないもの。乳製品の代用となる）、ココナッツクリーム（無糖で脱脂していない缶入り）、ブラジルナッツ（控えめ）、松の実（控えめ）、亜麻仁、麻の実（プロテインパウダーも含む）、サイリウム（オオバコ）
オリーブ	どんな種類でもOK
ダークチョコレート（日量約30グラムまで）	カカオ分90％以上のもの
酢	どんな種類でもOK（ただし無糖のもの）
ハーブと調味料	唐辛子の粉以外はすべてOK。味噌も大丈夫
粉	ココナッツ粉、アーモンド粉、ヘーゼルナッツ粉、ごま（粉や種）、葛ウコン粉、栗粉、キャッサバ粉、グリーンバナナ粉、サツマイモ粉、タイガーナッツ粉、グレープシード粉
麺類	こんにゃく麺〔おから入りなどはダメ〕、しらたきヌードル、ケルプヌードル〔海藻からできた麺〕

乳製品（日量／チーズ約30グラムもしくはヨーグルト約100グラム）		フレンチ／イタリアン／スイス・高脂肪チーズ（トリプルクリーム）、水牛乳のモッツァレラチーズ（イタリア産）、有機飼育サワークリーム、有機飼育クリームチーズ、フレンチ／イタリアン・バター、水牛乳バター、山羊乳バター、山羊乳チーズ、山羊乳と羊乳のケフィア、羊乳チーズ（プレーン）、ココナッツヨーグルト、有機飼育ヘビークリーム（乳脂肪分36～40％のクリーム。日本の生クリームに近い）、ギー
お酒		赤ワイン（日量約180㎖）、蒸留酒（日量約15㎖）
魚（天然魚ならすべて可。日量約60～100グラム）		ツナ缶、イワシ、エビ、カニ、イカ、貝類、アラスカ産サーモン（缶入り、鮮魚、燻製）、ロブスター、ハワイ産の魚介類、アンチョビ、コクチマス類、淡水バス、アラスカ産オヒョウ
果物		アボカド
野菜	アブラナ科の野菜類	ブロッコリー、カリフラワー、チンゲンサイ、白菜、キャベツ（緑、赤）、芽キャベツ、チコリ、ケール、コラード（ケールの変種）、ルッコラ、クレソン、コールラビ、水菜、ザワークラウト（生）、キムチ
	その他の野菜類	オクラ、大根、セロリ、玉ねぎ、ポロねぎ、エシャロット、ニンジン（生）とその葉、アスパラガス、ラディッシュ、チコリ、チャイブ、アーティチョーク、ビート（生）、キクイモ、ヤシの芽、コリアンダー、ニンニク、ノパル（食用サボテン）

葉菜類	レタス（緑、赤）、ロメインレタス、サラダ菜、ベビーリーフ、スイスチャード、ほうれん草、エンダイブ、フェンネル、カラシナの葉、パセリ、バジル、ミント、シソ、スベリヒユ、タンポポの葉
海藻／キノコ類	海藻類、マッシュルームなどのキノコ類
レジスタントスターチ（難消化性でん粉）類（控えめ）	こんにゃく、サツマイモ、柿、カブ、タイガーナッツ、トルティーヤ（トウモロコシ粉を使わずキャッサバ粉かココナッツ粉かアーモンド粉のみで作ったもの）、アワ、キビ、ソルガム、ヤムイモ、ヒマカ、タロイモ（日本のサトイモ）、プランテインバナナ、グリーンバナナ、グリーンマンゴー、グリーンパパイヤ、キャッサバ（タピオカ）、バオバブフルーツ、ルタバガ（スウェーデンのカブ）、パースニップ、ユッカ、セロリアック
放牧家禽類（「放し飼い」はダメ。日量約60～100グラム）	鶏、七面鳥、ダチョウ、放牧鶏卵もしくはオメガ3強化卵（黄身は日に4個分まで、ただし白身は1個分のみ）、鴨、ガチョウ、キジ、鳩、鶉
家禽以外の肉（飼い葉で飼育したもの。日量約60～100グラム）	牛、豚（人道的に飼育されたもの）、仔羊、鹿、猪、水牛、エルク、野生の狩猟動物、プロシュット（生ハム）
植物性原材料による代用肉類	麻の実豆腐、テンペ（穀物フリーのもの）

集中ケアプログラムで許されない「ジャスト・セイ・ノー」食品リスト

種類	品目
精製されたでん粉質の多い食品	小麦粉、パスタ、米、パン、シリアル、ジャガイモ、ポテトチップス、クラッカー、クッキー、トルティーヤ（通常のトウモロコシ原料のもの）、砂糖、食べても良いと指定されていない人工甘味料、ローカロリー飲料、マルトデキストリン、アガベ（リュウゼツラン）、穀物や雑穀を原料とする粉
豆類等	あらゆる豆類（もやしのようなスプラウトも含む）、スナップエンドウ、サヤインゲン、大豆、豆腐、枝豆、大豆プロテイン、豆果、植物性タンパク質製品（ＴＶＰ）、レンズ豆、ヒヨコ豆（それを原料とするフムスもダメ）
ナッツ／種	ピーナツ、カシューナッツ、カボチャの種、ヒマワリの種、チアシード
果物／果菜	アボカド以外のあらゆる果物（ベリー類もダメ）、キュウリ、ズッキーニ、カボチャ、カボチャ属のものすべて、あらゆるメロン、ナス、トマト、アマトウガラシ、チリペッパー、クコの実

南欧産でない牛乳（カゼインA1を含むもの）で作った乳製品	ヨーグルト（ギリシャヨーグルトを含む）、フローズンヨーグルト、チーズ、リコッタ、カッテージチーズ、アイスクリーム、ケフィア、カゼインプロテインパウダー
発芽穀物、雑穀、草類	全粒穀物、小麦（圧力調理器でもあらゆる種類の小麦に含まれるレクチンを除去できない）、ヒトツブ小麦、カムート（小麦の一種）、オーツ麦（圧力調理できない）、キヌア、ライ麦（圧力調理できない）、ブルグル（小麦を原料とした乾物。ブルグアとも）、玄米、ワイルドライス、大麦（圧力調理できない）、ソバ、スペルト小麦、トウモロコシ、トウモロコシ製品、コーンスターチ、コーンシロップ、ポップコーン、小麦若葉、大麦若葉
油	大豆油、キャノーラ油、ヒマワリ油、コーン油、ベニバナ油、ピーナッツ油、綿実油、グレープシード油、部分水素付加された植物性油

あなたが食べるもの

集中ケアプログラムの「イエス・プリーズ」食品リストでは、レジスタントスターチを含まないあらゆる果物は「ジャスト・セイ・ノー」だ。アボカド、グリーンバナナ、プランテインバナナ、グリーンマンゴー、グリーンパパイヤ以外のどんな果物も食べてはいけない（実はオクラは食べても良い。オクラは分類上では果物だが、多くの人が嫌う粘液状の物質はレクチンを磁石のように吸い付ける)。これがこのプログラムの大きな特徴で、その他は通常のプログラムとほぼ同じである。油については、当初はバターやギーなど中鎖脂肪酸と短鎖脂肪酸類に限っておこう。急に大量のココナッツ油やMCT油を取ると下痢をすることがあるので要注意。手始めに日にテーブルスプーン3杯程度から始め、様子を見ながら少しずつ増やしていこう。集中ケアプログラムのミールプランは352ページ以降にある。プラントパラドックスプログラムのフェーズ1と2のレシピは集中ケアプログラムにも有効である。

いくつかの注意事項

●ナッツ類はマカダミアを主とし、他のナッツはわき役とする。
●無糖のココナッツミルクのフローズンデザートは食べても良い。
●ダークチョコレートは食べ続けられるが、最低でもカカオ分90%以上のものにすること。有名ブランドでもそんな製品を出している。
●動物性タンパク質は日量約100グラム以下にすること。トランプ札程度の大きさが目安だ。できれば天然の魚介類の形で取ること。

●がん患者は動物性タンパク質をそっくりやめてみよう。動物性タンパク源は、がん細胞が利用できるアミノ酸を植物性タンパク源よりも高濃度に含んでいる。葉菜、塊根、根菜類で必要なタンパク質は十分に取れるし、(8) それをがん細胞は利用できない。

●卵の黄身はほぼ純粋な脂肪の塊で、脳が適切に働くために必要なものである。卵3つ分の黄身と全卵1つに、アボカド、マッシュルーム、玉ねぎを入れ、ココナッツ油かギーで焼いたオムレツを試してみよう。焼き上がりにターメリックを散らし、ギーかマカダミア油、エゴマ油、オリーブ油をかけまわしてから食べる。

●ヴィーガンならアボカド半分にココナッツ油を一滴垂らしたものも良い。麻の実は脂肪と植物性タンパク質の良い源だ。クルミはナッツ類の中でも最もタンパク質が豊かだ。(9)

●野菜類やレジスタントスターチ類は脂肪を運ぶ役割を担う。私は集中ケアプログラムの患者にしばしば、食べる目的は脂肪を身体に入れることだと言っている。例えばブロッコリーはエゴマ油、MCT油、ギーなど許容される油を取る媒体となる。私の好物のひとつは、カリフラワーを缶入りココナッツクリームで煮込んだものにカレー粉を振りかけ、スプーンで食べる料理で、大手レストランチェーンでも出している。オリーブ油、エゴマ油、マカダミア油、それよりさらに良いのはそれらとオリーブ油かMCT油を等分に混ぜたものをサラダにたっぷりとまわしかけて食べる。MCT油は無香料のものを選ぶこと。これならスムージーに加えるにも完璧だ。

脂肪燃焼を加速する

集中ケアプログラムの初期においては、断続的な断食や食間を長くすることはとても有効だ。疲労困憊したミトコンドリアを休息させることが目的の1つだからだ。だが通常のプラントパラドックスプログラムの実践者と違い、このプログラムをやっている人は食間にため込んだ脂肪をそっくり利用できるような代謝柔軟性は有していない。代わりに、食間には数時間おきにテーブルスプーン1杯のMCT油かココナッツ油を取るべきで、さもなければ力が出なかったりブレインフォグ、めまいなどが起きることがある。外出先でも利用できるような個食タイプの製品も出回っている。慣れも必要なので、1カ月か2カ月間ほど油を間食してから、少しずつその頻度を下げて様子を見ながら、段々と合間を伸ばしていこう。

これからずっと……

集中ケアプログラムはどれくらい続ければ良いのか？ 答えは人それぞれ。このプログラムに取り組んだ動機によるからだ。がんや神経症状、あるいは認知症状を抱えているなら、これからも続けて長く健康な人生を送るべきだ。だが肥満、糖尿病、腎臓不全などのためにやり始めて目的を達成したのなら、2〜3カ月間ほど続けてから通常のプラントパラドックスプログラムに戻ってかまわない。その時は、まずフェーズ2に戻ること。一方、もし通常のプログラムに戻って体調が下向いたら、すぐさまこの集中ケアプログラムに戻すことが肝心だ。

最後に、くどいようだが、通常のプログラムも集中ケアプログラムも目的はできるだけ早くプログラムを完了することではない。むしろ人生を楽しみ健康を増進するためのものだ、と考えてほしい。無理のない範囲で努力をし、その結果を受け止めよう。束の間プログラムから逸脱しても、また戻れば良い。プログラムがもたらす健康増進を一度でも経験すれば、異論はないはずだ。

最後に2人の特に印象深い患者についての話で終えよう。大きな健康問題に直面している人にとって、彼らの物語が励みになることを祈って。

SUCCESS STORY

がんに2度勝った男

愛すべき3人の子の父で独身のアール・Fは、53歳でHIV陽性だった。初診は10年前だったが、次に彼と会ったのはその4年後、きまり悪そうに姿を現した時だった。彼は病理検査で前立腺がんの診断を受けたばかりで、グリーソンスコアは３＋３＝６と割合に質の悪いがんであることを示す深刻なものだった。また初診時からこの時までの間に10kg近く太っていた。がんとの戦いに手を貸してほしいと言う。アールは集中ケアプログラムを始め、亜麻仁《アマニ》をたっぷりと食べ、ジョンズ・ホプキンス大学が特許を持っているブラシカ・ティー（アブラナ科の植物を原材料とするハーブティー）も飲み始めた。２カ月後、はるかに痩せた彼を改めて検査すると、前立腺がんは消失していた。彼は礼を言ったきり以前のように音信不通になり、経過観察の予定もキャンセルした。

それから３年後、彼はまた出し抜けに姿を現した。やはりしおらしくしていたが、頭皮には大きな切開痕があった。先ごろ大きな外科手術を受け、多形性膠芽腫という最も恐れられている脳のがんの一種を切除したと言う。残念ながら、がんができた位置の制約のため、手術で病巣は取りきれなかった。化学療法と放射線治療の両方を受けていたが、彼は自ら調べて、こうした療法では予後は疑わしいと考え、また助けてくれないかと言うのだった。幸いにも、彼は集中ケアプログラムに慣れていたので、すぐさま再開した。まずビタミンＤ量を１１０ng／mℓにトげ、他にもがんに効果的なサプリメントを追加した。食事法の効果と検査結果を見極めたところで、次の予約を入れて別れた。

だが前回同様、彼は姿を消した。その後、あの脳手術から2年半後に、また姿を現した。今度はＣＴスキャン、ＭＲＩ、ＰＥＴの結果を持参し、それらでは脳腫瘍の痕跡は消え去っていた。さらに３人の子供の成長した姿も写真で見せてくれ、３人とも夏の間欧州中をヒッチハイクで旅行するのだと言う。

このプログラムは子供たちに、2度にわたってお父さんを取り戻してやった。きっとお父さんにたくさんのオリーブ油を食べさせていることだろう。

SUCCESS STORY

認知症の進行を遅らせた

ジョージ・Pは85歳だった。フロリダから夫婦ともども、息子にパームスプリングスに連れてこられたのだった。ジョージは中程度から重度のアルツハイマー病の診断を受けていた。だが転居は功を奏しなかった。認知症を患う人が慣れ親しんだ環境を変えるとほぼ症状が悪化するが、ジョージの場合もそうで、夜間徘徊をするようになった。一家の家計には余裕がなかったので、24時間ケアや認知症高齢者ケア施設などへの入所は論外だった。息子に連れられてきたジョージを検査してみると、アルツハイマー病遺伝子と通称されるApoE4というゲノムを持っていた。インスリンレベルも血糖値も高く、これもジョージのような体調の人によくあることだった。彼の気の毒な脳は糖に飢えていたのだ。

家族全員で集中ケアプログラムをやることになり、ジョージ向けにはさらに脳関連のサプリメントを追加した。数カ月ほどで夜間徘徊は収まった。さらに数カ月のうちに、彼は、数年ぶりに息子夫婦との会話に加わったり冗談を言うようになった。クリニックではきっちり3カ月ごとに経過観察として彼の血液検査をし、いち早く状態を確かめるために私が採血することもしばしばだった。ある日、いつもは付き添っている息子夫婦がいなかった。「ご家族は?」と私が聞くと、「家にいます」と言う。「では、誰かに車でここまで送ってもらったの？」と聞くと、「いいえ、自分で運転してきました」と言う。私が驚いたことが彼には意外なようだった。ジョージは立ち上がり、私の両肩に手を置いて言った。「数カ月ごとにこのクリニックに来ているのですよ。それで道を覚えないとでも？」食事の力を思い出すためには、その言葉を思い出せば十分だ。

11

Plant Paradox
Supplement
Recommendations

第11章

プラントパラドックス・サプリメントの勧め

私も20年ほど前には、サプリメントなんて高いおしっこを作るだけだなどと言っていたものだ。だがそれも、ビタミン、ミネラル、そして各種の植物性化合物（ポリフェノール、フラボノイド、その他の微量栄養素）が患者の炎症関連の生体マーカーに及ぼす影響や、患者ごとの血管の柔軟性をエンドパットで調べ始めるまでのことだった。エンドパットとはアメリカ食品医薬品局の認可を受けた検査機器で、一時的に血流を止め、解放時に血流が回復する様子を測定して血管状態を調べるものだ。今ではこうした検査の結果[1]から、患者がサプリメントの組み合わせを変えたり、ブランドを変えただけで、自信をもってそれを言い当てられるようになった。

栄養サプリメントがどうしてプラントパラドックスプログラムに不可欠な要素なのかを説

明する上で、アメリカ連邦政府文書に勝る資料はない。米上院文書番号74－264に現にこんな文言がある。「**危惧すべき事実として、食品――果物、野菜、穀物――が今や必要な栄養素を十分に含まない広大な土地で栽培され、その結果、どんなに大量に食べても十分な栄養が取れなくなっていることがある**」(2)。

私は医療専門家に講義する際にいつも、この文書が発表されたのはいつだと思うかと聞くことにしているので、あなたにもそれを問う。ヒントは決して新しい情報ではない。2000年？　1990年？　1960年？　いずれもかすりもしない。正解は1936年だ！　80年以上も前である。当時でさえ、科学者は米国の土がビタミン、ミネラル、そして独自の微生物叢を奪われていると知っていた。そしてそれは、石油化学肥料、殺虫剤、除草剤、そしてラウンドアップが用いられる前なのだ。今や私たちの国土が何を含んでいるか（また何を含んでいないか）を思うと、頭がおかしくなってしまうほどだ。事実として状態は悪化していることがわかっている。2003年刊行の報告書に、1940年と1991年の野菜の栄養量比較が詳述されているからだ(3)。

このことが私たちの健康にどうして重要なのか？　私のプログラムがプラントパラドックスプログラムという理由は、植物が私たちの苦難の種であると同時に救世主でもあるためだ。狩猟採集民だった私たちの祖先は1年を通じて季節折々に250種類の植物を食べていた。こうした植物の根は肥沃なローム層の地下に2メートル近くも根を張って、膨大な数の微生物やカビと協力して、驚くほど大量のミネラルやフィトケミカルのテロワールを塊茎、葉、花、果物にため込んでいた。

あなたが有機食品をいつも食べているとしよう。産直市の常連で天然の魚介類や放し飼いの鶏とその卵、牧草育ちの畜肉とカゼインA2乳（牛、羊、山羊）で作ったチーズを食べている。いずれも大変結構な食習慣だ。それで十分ではないか？ 残念ながらさにあらず。私の患者の多くの検査結果が示しているように、サプリメントなしには私たちの祖先が取っていた栄養素のすべては取れないのだ。

ではどんな栄養素が最も不足しているのか、そしてそれをどうすれば補えるのか？

ビタミンD3

前述の通り、私が最も衝撃を受けたのは、大半の米国人がどれだけビタミンDレベルが低いかを知った時だった。(4) 私の臨床患者であるカリフォルニア人のおよそ80％が初診時にビタミンD不足であり、そのうち自己免疫疾患やレクチン不耐性の患者の場合は100％がそうだ。私が正常値と考える水準――ビタミンDの活性型である血清25ヒドロキシビタミンDで70～1

05ng／㎖――までビタミンDレベルを上げるにはどれだけサプリメントが必要であるかには驚かされた。私は3カ月ごとにビタミンD水準を測定しているので大幅な追加もできるが、プラントパラドックスプログラムを始めたばかりの人はビタミンD3を日量5000IU程度にすれば良い。自己免疫疾患の場合は10000IUだ。過去17年間の経験で、いまだにビタミンDの毒性は確認していない。実際、そんなものがあるのか疑わしい。

ビタミンB群、特にメチル葉酸塩とメチルコバラミン

大半のビタミンB群は腸内細菌が作り出すので、腸内細菌叢が減るとメチル葉酸塩（葉酸の活性型）とメチルコバラミン（ビタミンB12の活性型。メチルB12とも呼ばれる）が不足しがちになる。さらにヒトの2人に1人はメチレンテトラヒドロ葉酸還元酵素（MTHFR）遺伝子を持っており、これがあると両ビタミンの活性型を作る能力が弱まる。私自身を含む多くの人はMTHFR変異を、字型になぞらえてマザーフ○○カー変異と呼ぶが、大手マスコミで口にすると音声が消される。MTHFR関連の議論ウェブサイトに行くと、この遺伝子関連のさまざまな健康問題についての話を目にすることができる。朗報は毎日メチル葉酸塩1000mcgを1錠飲み、1000～5000mcgのメチルB12舌下錠を用いるだけで、この遺伝子変異の影響を

回避できることだ。こうした遺伝子変異は健康の障害にはならないが、興奮しやすくなったり、また逆にうつ症状をもたらすこともある。そんな場合の対処法については、私のウェブサイトで学んでほしい（英語：www.DrGundry.com）。

どうしてビタミンB群のサプリメントを飲むべきなのか？　簡単に言えば、血中のメチル群をホモシステインと呼ばれるアミノ酸にし、それを無害な物質に変換するからだ。ホモシステインレベルが上がると、高脂血時と同様に血管の内部表面が傷つく。ビタミンBサプリメントを飲むと、ほぼ常にホモシステイン値が正常値に下がる。

G6

前著が刊行された数年前、健康のために最も重要な6つのサプリメントを選んでほしいと依頼を受けた。それを主要国首脳会議よろしくG6と呼ぶことにした。以下にそれらを紹介しよう。

①ポリフェノール類

食事に足りない最も重要な物質はおそらく、ポリフェノールと呼ばれる植物性微量化合物だ。ポリフェノールは、植物が昆虫から身を守り、日焼けを防ぐ（そう、果物は日焼けをする）ために作り出したもので、腸内細菌叢に代謝されるとさまざまな恩恵をもたらしてくれる。例えば動物性タンパク質のカルニチンやコリンからアテローム性動脈硬化症を引き起こすトリメチルアミン－N－オキシドが生成されないようにしたり、血管を拡張したりするなどだ。こうした化合物はとても重要なので、私は自前のブランドで「バイタル・レッズ（Viral Reds）」を作り、www.GundryMD.com（英語）で販売している。この製品は34種類のポリフェノール類を含み、私のお気に入りプロバイオティクスＢＧ30と共に、水に溶けやすい粉状にしたものだ。積年の研究の賜物で、他に類を見ない製品だ。

だが患者の多くが知る通り、私はクリニックで自身の開発商品を売ることさえせず、代わりに他のポリフェノール源を教えている。サプリメントで私のお気に入りポリフェノール源はグレープシードエキス、赤ワインに含まれるレスベラトロール、松樹皮エキス（ピクノジェノールとして売られることもある）などである。これらのサプリメントは大手量販店やオンラインで手に入る。グレープシードエキスとレスベラトロールを日量１００mg、松樹皮エキスを25～１００mg取ることを勧める。他にも緑茶エキス、ベルベリン、ココアパウダー、シナモン、マルベリー、ザクロエキスなどがあり、いずれも「バイタル・レッズ」に含まれているが、別途にサプリメントとして取ることもできる。

②グリーンプラント・フィトケミカル類

野菜をどれだけ食べても、腸内善玉菌叢は飽き足りない。それはプラントパラドックスプログラムをやるにつれてますます野菜が食べたくなることで、身をもって知る事実である。菜食のさらに良いところは、私たちを太らせる悪い食べ物への食欲を抑えてくれることだ。例えば複数の研究で、ほうれん草の微量栄養素は砂糖や脂肪への食欲を劇的に抑えることがわかっている。[5] だからほうれん草は私が毎朝飲んでいるグリーンスムージーの材料なのだ。ほうれん草は市販されている粉末野菜の原料になっているが、こうした製品について言っておきたい。小麦、大麦、オーツ麦の葉や茎を原料に含まない製品を見たことがなく、こうした部位や穀粒に含まれるレクチンは決して取るべきではない。昨年、ついに「ガンドリー医学博士プライマル・プラント（Primal Plants）」という、ほうれん草エキスに11種のスーパーフードの葉をミックスした製品を作り出した。特にブロッコリーにごく微量含まれる強力な免疫活性物質ＤＩＭ（ジインドリルメタン）を含んでいる。他にも食欲抑制と腸内細菌活性化のために、加工したかんきつ類ペクチンやフラクトオリゴ糖（ＦＯＳ）などを配合した。

だがこの製品を使わなくても、こうした微量化合物の恩恵を受けることはできる。ほうれん草エキスは５００㎎のカプセルで販売されており、日量２カプセルの使用をお勧めする。ＤＩＭのカプセル錠も出回っており、通常は日量１００㎎が用法とされている。加工かんきつ類ペクチンも500mgのカプセルで出回っている。日量2カプセル取ると良い。私の研究では加工かんきつ類ペクチンは、ガレクチン－3（心筋および腎臓の負荷を表す中心的なマーカー）を、善玉菌と悪玉菌の割合を好転させることによって下げてくれる。

③プリバイオティクス

消化管内の出来事を表す専門用語は、控えめに言っても紛らわしい。プロバイオティクスとは、もうおわかりだろうが、腸内細菌のことだ。だがプリバイオティクスとは、腸内細菌が生き、繁殖するために必要なえさのことだ。いわば種（腸内細菌）に与える肥料のようなもの。便秘治療に用いられる原材料（サイリウム〈オオバコ〉の粉や殻など）の多くはそれ自体が腸を刺激する下剤ではなく、腸内細菌のえさとなって繁殖させ、それが腸の運動を刺激するものである。さらに面白いのは、悪玉菌はサイリウムの殻をはじめとする食物繊維をえさにできず、そのためプリバイオティクスは善玉菌を繁殖させて悪玉菌を餓死させるのだ。

最高のプリバイオティクスのひとつは既述のＦＯＳイヌリンだ。そして母乳には他にも重要なプリバイオティクスであるガラクトオリゴ糖（ＧＯＳ）が含まれており、これは新生児の腸内細菌を育むためにある。母乳は新生児のみならず、腸内細菌をも育んでいるのだ。

私の友人テリー・ワールズ博士は主に植物に見られるプリバイオティクスは非常に重要な

ため、毎日9カップ分の野菜を食べ、日に二度、とぐろを巻くような排便をするべきと言っている。彼女の功績を讃えたいが、現実問題としてそんなにたくさんの野菜を食べられるだろうか？　だが主張の内容にはまったく賛成なので、私はこの問題への解消法を考案した。「ガンドリー医学博士プリバイオスライブ（PrebioThrive）」だ。これはＦＯＳやＧＯＳを含む5種類のプリバイオティクスを配合したもので、水に溶かして毎日飲むだけで早晩、便器に大きなとぐろを見るようになるだろう。

私の助言通りにしたければ、サイリウム殻を試すと良い。まずティースプーン1杯分を水に溶かして飲むことから始め、ＧＯＳの入手（オンラインで買える）も検討する。さらにイヌリン粉を日にティースプーン1杯取ると良い。人工甘味料の中にはほとんどイヌリンでできているものもある。

④レクチン・ブロッカー

前章まででも「（状況に応じて）できる範囲で良い」と述べたが、時にはどうしてもレクチンを含む食品を食べざるを得なかったり、知らずに口にしてしまうこともある。患者のサクセスストーリーでも、さまざまな事件が語られていた。朗報は、レクチンを吸収してくれるいろいろな製品が市販されていることである。私はキャリアの早い時点でその対策に取り組み始め、患者の求めに応じて、先ごろ「ガンドリー医学博士レクチン・シールド（Lectin Shield）」を発売した。これはレクチンを吸着したり阻害することで腸壁に届かないようにする9種類の効果証明済みの原料を含む。怪しい食べ物を取る前に、2錠飲むだけで良い。

代わりにグルコサミンやＭＳＭ（天然に産出される有機イオウ化合物）の錠剤でも良いが、私のブレンドとは原材料が違う。それがこうしたサプリメントを取った人の50％しか関節炎の痛みが軽減されないという理由かもしれない。またＤ－マンノースを日量５００mg取ることも検討したい（私のレクチン・シールドにも配合されている）。特に尿路感染を抱える人にとってはいっそうである。Ｄ－マンノースはクランベリーの活性成分だが、クランベリージュースを飲んでもばかばかしいほどの量しか含まれていない。そしてこのジュースの「砂糖無添加」という表示は無視すること。もともと糖分たっぷりなので、わざわざ加糖する必要がないというだけのことだ。

⑤シュガー・ディフェンス

糖と言えば、すでにご承知の通り、あなたはそれにどっぷり浸かっている。最もわかりやすいショ糖の形だけでなく、果糖たっぷりのコーンシロップやあっという間に糖に分解される単純な炭水化物、例えば果物などもそうだ（だから果物はお菓子だと言うのだ）。私の勧め通りいくつかのサプリメントを取ると患者の血糖値とHbA1Cレベルに大きな影響が及ぶことには長年驚かされてきた。かってはそのために6種類のサプリメントを飲まなければならなかったが、患者の求めに応じて「ガンドリー医学博士グルコース・ディフェンス（Glucose Defense）」を開発した。これはクロム、亜鉛、セレン、シナモン樹皮エキス、ベルベリン、ウコンエキス、ブラックペッパーエキスを配合したものだ（最後の成分は吸収性を高めるため。実際、ブラックペッパーエキスを含んでいないウコン製品には手を出さないこと）。日に二度、2錠ずつ飲めばさまざまな効果が得られる。いずれの成分もあなたの身体とインスリンによる糖の取り込み方を変える。これらの各主成分に特化したサプリ製品もいろいろと出回っている。

⑥長鎖オメガ3類

私はもう10年も患者のRBC（赤血球結合）オメガ3レベルを測定しており、その結果に震撼《しんかん》している。大半の人はオメガ3脂肪酸EPA（エイコサペンタエン酸）と、さらに重要なことにDHA（ドコサヘキサエン酸）がひどく不足しているのだ。実際、患者でこうした脳を活性化する物質が不足していない人は、イワシやニシンを常食している人だけだった。シアトルやバンクーバーに住んでいて鮭をたくさん食べている人でさえ、それらが不足しているのだ。どうしてこれが問題なのか？　脳は60％が脂肪でできている。脳の半分はDHAで、残る半分は卵の黄身に多いアラキドン酸（AA）である。諸研究で証明されているが、オメガ3脂肪酸が最高レベルの人は、それが低い人に比べて記憶力に優れ、脳も大きい。(6) それでも納得できなければ、魚油が腸壁の修復に役立ち、厄介なリポ多糖の体内侵入を防いでくれることを思い出してほしい。

小魚（イワシやアンチョビなど）由来の分子精製された魚油を勧める。イタリア南部の小さな漁村アッチャロリの人々の長寿ぶりを示すデータは印象的だが、そこではアンチョビとローズマリーを多食している。私も自身のオメガ3サプリメントにDHA、EPA、そしてローズマリーエキスを配合している。

魚油と言えば、日量1000㎎のDHAを取るようにしてほしい。サプリ製品の含有量表示から計算して1000㎎以上を取れば良い。魚油や肝油には、さまざまな大手ブランドがある。

他のサプリメント

私は臨床現場でお勧めサプリメント・リストを手渡しており、その簡易版はwww.GundryMD.comでも見ることができる。紙幅の制限のため、さまざまな素晴らしいサプリメントがさまざまな問題に及ぼす効果を網羅することはできない。実際、この話題だけで一冊の本が書けるほどだ。だが私の製品が諸問題にどう対応できるのかに興味がある人は、私のサイトを訪れてほしい。そこでは脳の健康、長寿、気分改善、血行改善、アミノ酸改善、肝臓保護、前立腺保護、特定ポリフェノール、男女ともにエストロゲンの保護、ニキビ、抜け毛・薄毛などの問題対策と、皮膚上の微生物叢を育むスキンケア製品の完全リストを見ることができる。患者の求めが多い内容や、現在、出回っているものよりも良い解決策を提示できると思ったら、製品を開発してウェブサイトに上げることにしている。私のブランド製品の注文はwww.GundryMD.comにて。

集中ケアプログラムのためのサプリメント

集中ケアプログラムを始めると数日で肝臓や筋肉に蓄えられた糖であるグリコーゲンを使い果たしてしまう。グリコーゲンは水分子と結着した形で蓄えられており、このプログラムで急速に体重が減っていくのはそのためだ。だが水と共にカリウムとマグネシウムという2種類の重要なミネラルも流出してしまう。いずれも筋肉のけいれんを防ぐ物質で、このプログラムの初期に筋肉がつるとこぼす人が多い原因だ。これは困った現象だが、私は患者がきちんとプログラムに従っている証拠とみなしている。だがこの問題は、カリウム、マグネシウム、アスパラギン酸塩のサプリメントで解消できる。こうした製品はいくつか出ており、たいていはカリウムが99mg、マグネシウムが299か300mg含まれている。日に二度、1錠ずつを勧める。時おりマグネシウムのせいで軟便になることがあるが、そんな時は1日1回にすれば良い。

サプリメントの意義

最後に一言。多く人が魔法のサプリメントの存在を信じている。典型的な西洋式食事をしていてもそれさえ飲めばどうにかしてくれる、魔法のように身体の調子を整えてくれる、という期待だ。この17年間、患者の血液検査を続けてきた経験から自信を持って言えるが、そんな期待は馬鹿げている。しかしもし私のプログラムを実施すれば、ここに紹介したサプリメントは目に見えて効果をもたらしてくれる。私はそうした成果を全米および国際的な会議で発表してきた。サプリメント〔追加、補充の意〕はその名の通り、プラントパラドックスプログラムの結果を強化するものだ。だがこの食事プログラム自体にとって代わるものではない。

〔注〕本章で紹介したサプリメントの製品名・情報、URLなどは本書刊行時のものです。

PART III

ミールプラン

主要な料理のレシピなどは翔泳社ホームページで閲覧・ダウンロードが可能。
https://www.shoeisha.co.jp/book/present/9784798154572

ミールプラン例

フェーズ1　3日間クレンズ

［「＊」は鶏肉かサーモンが含まれていることを意味する］

1日目

朝食　グリーンスムージー

間食　ロメインレタスのボートにグアカモーレをのせて

昼食　チキンにルッコラのレモンヴィネグレット（フレンチドレッシング）サラダを添えて＊

間食　ロメインレタスのボートにグアカモーレをのせて

夕食　キャベツやケールのソテーにサーモンとアボカドを添えて＊

2日目

朝食　グリーンスムージー

間食　ロメインレタスのボートにグアカモーレをのせて

昼食　ロメインレタスとアボカドのサラダにコリアンダー（パクチー）ソースをかけたチキン＊

間食　ロメインレタスのボートにグアカモーレをのせて

夕食　レモン風味の芽キャベツやケール、玉ねぎとキャベツの「ステーキ」

3日目

朝食　グリーンスムージー

間食　ロメインレタスのボートにグアカモーレをのせて

昼食　チキン、ルッコラ、アボカドの海苔包みにコリアンダーソースを添えて＊
間食　ロメインレタスのボートにグアカモーレをのせて
夕食　ブロッコリーのローストにカリフラワーライス（カリフラワーを粒状に切ったもの）とソテーした玉ねぎを添えて

ヴィーガン向けバリエーション：動物性タンパク質を穀物フリーのテンペ、麻の実豆腐、あるいは分厚くカットしたカリフラワーのステーキに。ソテーする場合は、両面がきつね色になるまでアボカド油で高温で焼くこと。

菜食主義者向けバリエーション：動物性タンパク質をクォーン（菌由来のタンパク質による代用肉。362ページ参照）に。

ミールプラン例　フェーズ2　修復と再建

このフェーズは少なくとも6週間続く。以下の2週間ミールプランを繰り返しても良いし、238ページからのガイドラインに沿って自分でミールプランを組んでも良い。

［「＊」は鶏肉か魚介類か卵が含まれていることを意味する］

● 1食当たり約100グラム以上の動物性タンパク質を取らないこと。
● 動物性食品メニューは、ヴィーガンの場合は穀物を含まないテンペ、麻の実豆腐、ヴィーガンエッグ、圧力調理した豆、カリフラワーのステーキなどで代用できる。菜食主義者の場合、認められたクォーン（代用肉）製品を使えば良い。

第1週

1日目

朝食　グリーンスムージー
間食　生のナッツを1／4カップ
昼食　放牧鶏の胸肉とコールスローをアボカドスライスと共にレタスで包んで＊
間食　ロメインレタスのボートにグアカモーレをのせて
夕食　カリフラワー生地のほうれん草ピザ、グリーンサラダにアボカドを添えヴィネグレットをかけて

2日目

朝食　パラドックススムージー
間食　生のナッツを1／4カップ
昼食　鮭缶（小）とアボカド半分のマッシュにバルサミコ酢を振りかけレタス包みに＊
間食　ロメインレタスのボートにグアカモーレをのせて

夕食　キャッサバ粉のコラーゲン入りワッフル、* ブロッコリーの焙り焼きか炒め物（エゴマ油かアボカド油使用）にティースプーン1杯のごま油をかけて

3日目

朝食　ほうれん草とソーセージのマフィン*
間食　生のナッツを1／4カップ
昼食　放牧鶏卵の固ゆで卵2つにバジルソースをかけて。* お好きなサラダをヴィネグレットで
間食　ロメインレタスのボートにグアカモーレをのせて
夕食　アラスカサーモンのグリル、* カリフラワーのパルメザン風味マッシュロースト、アスパラガスサラダにごま、ごま油、酢をかけて

4日目

朝食　マグカップで作るシナモン風味の亜麻仁《アマニ》マフィン*
間食　生のナッツを1／4カップ
昼食　「生」マッシュルームスープ、お好きなサラダにヴィネグレットをかけて
間食　ロメインレタスのボートにグアカモーレをのせて
夕食　ソルガムと赤チコリのサラダに天然エビのグリルを3～4匹、あるいは100グラムほどのカニ肉を添えて*

5日目

朝食　グリーンスムージー
間食　生のナッツを1／4カップ

昼食　オリーブ油、塩、ペッパーで味付けしたこんにゃく麺。サラダ菜にヴィネグレットをかけて

間食　ロメインレタスのボートにグアカモーレをのせて

夕食　オクラのオーブン焼き（レクチン防止チップス）、放牧鶏の胸肉のグリル、*ほうれん草と赤玉ねぎのサラダにヴィネグレットをかけて

6日目

朝食　プランテインバナナのパンケーキ*

間食　生のナッツを1／4カップ

昼食　セロリのスープ、お好きなサラダにヴィネグレットをかけて

間食　ロメインレタスのボートにグアカモーレをのせて

夕食　マッシュルームペーストのミニピザ、お好きなサラダにヴィネグレットをかけて、蒸したアーティチョーク

7日目

朝食　マグカップで作るココナッツとアーモンド粉のマフィン*

間食　生のナッツを1／4カップ

昼食　チキン、ルッコラ、アボカドの海苔包みにコリアンダーソースを添えて*

間食　ロメインレタスのボートにグアカモーレをのせて

夕食　ベジタリアンカレーにサツマイモのヌードル、カリフラワーライス、お好きなサラダにヴィネグレットをかけて

第2週

1日目

朝食 グリーンスムージー

間食 生のナッツを1/4カップ

昼食 放牧鶏の胸肉のグリル、＊刻んだコールラビにしゃきしゃき梨とナッツを添えて

間食 ロメインレタスのボートにグアカモーレをのせて

夕食 アラスカサーモンのグリル、＊アーティチョークのオーブン焼き、ごま油とリンゴ酢で和えたキャベツとニンジンのコールスロー

2日目

朝食 パラドックススムージー

間食 生のナッツを1/4カップ

昼食 缶入りオリーブ油漬けサーディンとアボカド半分のマッシュにバルサミコ酢を振りかけレタス包みに＊

間食 ロメインレタスのボートにグアカモーレをのせて

夕食 ジューシーなマッシュルームバーガープロテイン風（レタスでサンド）、アスパラガスの焙り焼きか炒め物（エゴマ油かアボカド油使用）にティースプーン1杯のごま油をかけて

3日目

朝食 クランベリーとオレンジのマフィン、＊放牧鶏卵2つのスクランブルエッグにアボカドのスライス添え＊

間食　生のナッツを1／4カップ
昼食　栗ケーキ、*お好きなサラダにヴィネグレットをかけて
間食　ロメインレタスのボートにグアカモーレをのせて
夕食　アラスカサーモンのグリル、*カリフラワーのパルメザン風味マッシュロースト、エンダイブとルッコラのサラダにごまとヴィネグレットをかけて

4日目

朝食　マグカップで作るシナモン風味の亜麻仁マフィン*
間食　生のナッツを1／4カップ
昼食　チキンにルッコラのレモンヴィネグレットサラダを添えて*
間食　ロメインレタスのボートにグアカモーレをのせて
夕食　ソルガムと赤チコリのサラダにアラスカサーモンを添えて*

5日目

朝食　グリーンスムージー
間食　生のナッツを1／4カップ
昼食　セロリのスープ、お好きなサラダにヴィネグレットをかけて
間食　ロメインレタスのボートにグアカモーレをのせて
夕食　キャベツやケールのソテーにサーモンとアボカド添え、*カリフラワーライス、ほうれん草と赤玉ねぎのサラダにヴィネグレットをかけて

6日目

朝食 キャッサバ粉のコラーゲン入りワッフル*

間食 生のナッツを1／4カップ

昼食 ロメインレタスとアボカドのサラダにコリアンダーソースをかけたチキン*

間食 ロメインレタスのボートにグアカモーレをのせて

夕食 カリフラワーステーキのマリネ、クレソン、ヒカマ、ラディッシュのサラダにヴィネグレット、蒸したアーティチョークにギーをかけて

7日目

朝食 マグカップで作るココナッツとアーモンド粉のマフィン*

間食 生のナッツを1／4カップ

昼食 ルッコラのサラダにツナ缶（小）をトッピングしてエゴマ油と酢のドレッシングをかけて*

間食 ロメインレタスのボートにグアカモーレをのせて

夕食 ベジタリアンカレーにサツマイモのヌードル、オクラのオーブン焼き

ミールプラン例

フェーズ3　収穫を刈り取る：5日間のヴィーガン向け修正メニュー

フェーズ3のためには、フェーズ2のミールプランを続けるのだが、動物性タンパク質の摂取量を減らして1食当たり60グラム程度にし、一日でも総量を約100グラム以下にするため、必要に応じてレシピも修正する。お望みなら圧力調理した豆類などのレクチン含有食品の摂取量を少しずつ増やして耐性を試してみても良い。その場合、次に記す5日間ヴィーガン向け修正メニューを月に一度実践すること。

どの食事についても、麻の実豆腐や穀物を含まないテンペの代わりに、分厚く切ったカリフラワーをアボカド油できつね色になるまで焼いたステーキにしても良い。

1日目

朝食　グリーンスムージー

間食　ロメインレタスのボートにグアカモーレをのせて

昼食　ヴィーガン版チキンにルッコラのレモンヴィネグレットサラダを添えて。チキンは麻の実豆腐で代用

間食　ロメインレタスのボートにグアカモーレをのせて

夕食　ヴィーガン版キャベツやケールのソテーにサーモンとアボカドを添えて。サーモンは穀物フリーのテンペで代用

2日目

朝食　グリーンスムージー
間食　ロメインレタスのボートにグアカモーレをのせて
昼食　ヴィーガン版ロメインレタスとアボカドのサラダにコリアンダーソースをかけたチキン。チキンは穀物フリーのテンペで代用
間食　ロメインレタスのボートにグアカモーレをのせて
夕食　レモン風味の芽キャベツやケール、玉ねぎとキャベツの「ステーキ」

3日目

朝食　グリーンスムージー
間食　ロメインレタスのボートにグアカモーレをのせて
昼食　ヴィーガン版チキン、ルッコラ、アボカドの海苔包みにコリアンダーソースを添えて。チキンは麻の実豆腐で代用
間食　ロメインレタスのボートにグアカモーレをのせて
夕食　ブロッコリーのローストにカリフラワーライスとソテーした玉ねぎを添えて

4日目

朝食　グリーンスムージー
間食　ロメインレタスのボートにグアカモーレをのせて
昼食　ヴィーガン版ロメインレタスとアボカドのサラダにコリアンダーソースをかけたチキン。チキンを麻の実豆腐で代用
間食　ロメインレタスのボートにグアカモーレをのせて

夕食　レモン風味の芽キャベツやケール、玉ねぎとキャベツの「ステーキ」

5日目

朝食　グリーンスムージー

間食　ロメインレタスのボートにグアカモーレをのせて

昼食　ヴィーガン版チキン、ルッコラ、アボカドの海苔包みにコリアンダーソースを添えて。チキンは穀物フリーのテンペで代用

間食　ロメインレタスのボートにグアカモーレをのせて

夕食　ブロッコリーのローストにカリフラワーライスとソテーした玉ねぎを添えて

ミールプラン例

集中ケアプログラムのために

次の一週間のメニューを毎週繰り返す。何なら、313ページからのガイドラインに沿った上で、お好きに工夫をしても良い。フェーズ2のレシピを変更して1日の動物性タンパク質の摂取量を約100グラム以下にすること。特に記していない限り、サラダにかけるヴィネグレットは、オリーブ油かエゴマ油をMCT油と等量に混ぜてお好きな量の酢と混ぜ合わせた「ケト・ヴィネグレット」にすること。記載のない限り、このミールプラン例のスプーンはテーブルスプーン（大さじ）を示す。

ヴィーガンおよび菜食主義者向けのバリエーションは〈　〉内に注記した。

1日目

朝食 グリーンスムージーにスプーン1杯のMCT油を加えて

間食 マカダミアナッツ1／4カップかロメインレタスのボートにグアカモーレをのせて

昼食 クォーン〈菌由来のタンパク質による代用肉〉〈カリフラワーステーキのマリネで代用〉とコールスローのレタス包みにアボカドマヨネーズをスプーン2杯とスライスしたアボカドを添えて、MCT油スプーン1杯

間食 個包装のココナッツ油1パック分かMCT油スプーン1杯

夕食 カリフラワー生地のほうれん草ピザにオリーブ油とMCT油をかけて〈カリフラワーステーキのマリネ〉、アボカドをのせたグリーンサラダにケト・ヴィネグレットをかけて

2日目

朝食 ココナッツとアーモンド粉で作ったマフィン〈卵をヴィーガンエッグに〉にヘビークリーム〈脂肪分無調整のココナッツクリームかココナッツミルク〉1／2カップをかけて

間食 マカダミアナッツ1／4カップかロメインレタスのボートにグアカモーレをのせて

昼食 ツナ缶かオリーブ油漬けサーディン〈麻の実豆腐、穀物フリーのテンペ、カリフラワーステーキのマリネ〉とアボカド半分のマッシュに、バルサミコ酢とスプーン1杯のMCT油を振りかけレタス包みに

間食 個包装のココナッツ油1パック分かMCT油スプーン1杯

夕食 ジューシーなマッシュルームバーガープロテイン風（レタスでサンド）、ブロッコリーの焙り焼きか炒め物（エゴマ油かアボカド油使用）にティースプーン1杯のごま油とテーブルス

プーン1杯のMCT油をかけて

3日目

朝食　ほうれん草とソーセージのマフィン〈卵とソーセージを代用品に〉にスプーン1杯のMCT油または、ココナッツ油とスプーン1杯のオリーブ油かエゴマ油をかけて

間食　マカダミアナッツを1／4カップかロメインレタスのボートにグアカモーレをのせて

昼食　栗ケーキにアボカドのスライスを添えて、お好きなサラダにケト・ヴィネグレットとスプーン1杯のMCT油をかけて

間食　個包装のココナッツ油1パック分かMCT油スプーン1杯

夕食　アラスカサーモンのグリル〈穀物フリーのテンペか麻の実豆腐のグリル〉、カリフラワーのパルメザン風味マッシュロースト〈チーズを抜く〉、アスパラガスサラダにごまを振り、ごま油と酢、スプーン1杯のMCT油をかけて

4日目

朝食　シナモン風味の亜麻仁マフィンにヘビークリーム〈脂肪分無調整のココナッツクリームかココナッツミルク〉1／2カップをかけて

間食　マカダミアナッツを1／4カップかロメインレタスのボートにグアカモーレをのせて

昼食　「生」マッシュルームスープにスプーン1杯のMCT油とスプーン2杯のオリーブ油かエゴマ油を加え、仕上げにも油をトッピング、お好きなサラダにケト・ヴィネグレットをかけて

間食　個包装のココナッツ油1パック分かMCT油スプーン1杯

夕食 ソルガムと赤チコリのサラダに天然エビのグリルを3~4匹あるいは100グラムほどのカニ肉を添えて〈エビやカニは麻の実や麻の実豆腐、穀物フリーのテンペ、カリフラワーステーキのマリネ〉、MCT油スプーン1杯

5日目

朝食 グリーンスムージーにスプーン1杯のMCT油を加えて
間食 マカダミアナッツ1/4カップかロメインレタスのボートにグアカモーレをのせて
昼食 こんにゃく麺にオリーブ油やMCT油をかけるか、サワークリーム1/2カップまたは、クリームチーズ1/4カップ〈ココナッツクリーム1/2カップか缶入りココナッツミルク〉に塩コショウを振りかけて、サラダ菜にケト・ヴィネグレット
間食 個包装のココナッツ油1パック分かMCT油スプーン1杯
夕食 ココナッツクリームか缶入りココナッツミルクを使ったベジタリアンカレーにサツマイモのヌードル、カリフラワーライス、ほうれん草と赤玉ねぎのサラダにケト・ヴィネグレットをかけて

6日目

朝食 種を抜いた後のアボカド半身2つ分に、それぞれ卵の黄身を入れ、固まりかけるまで焙り焼きにして、スプーン1杯のMCT油をかける〈黄身をココナッツクリームに〉
間食 マカダミアナッツ1/4カップかロメインレタスのボートにグアカモーレをのせて
昼食 セロリのスープに1/2カップのヘビークリーム〈1/2カップのココナッツクリーム〉を加えて、お好きなサラダにケト・ヴィネグレットをかけて

間食 個包装のココナッツ油1パック分かMCT油スプーン1杯

夕食 マッシュルームペーストのミニピザ〈生ハムやチーズを代用品に〉、お好きなサラダにケト・ヴィネグレットをかけて、お好きなだけ溶かしたギー〈ココナッツ油かレッドパーム油〉とスプーン1杯のMCT油に蒸したアーティチョークをディップして

7日目

朝食 卵の黄身3つ分に全卵1つを加えたオムレツにエゴマ油、アボカド油、オリーブ油をかけて。オムレツの中身はマッシュルームとほうれん草をココナッツ油で炒めたもの〈ほうれん草とソーセージのマフィンのヴィーガン版もしくは菜食主義者版に〉

間食 マカダミアナッツ1／4カップかロメインレタスのボートにグアカモーレをのせて

昼食 ルッコラのサラダに缶詰のツナかサーモンかサーディン〈麻の実豆腐、穀物フリーのテンペ、カリフラワーステーキのマリネ〉をトッピングしてケト・ヴィネグレットをかけて

間食 個包装のココナッツ油1パック分かMCT油スプーン1杯

夕食 こんにゃく麺に認められたペーストソース〈ヴィーガンソース〉とスプーン1杯のMCT油をかけて

買い物スタイルの進化

このレシピにあげられている食材の大半は、品ぞろえの良いスーパーマーケットで手に入る。しかしレシピによってはなじみのない食材——キャッサバ粉とかアワ、キビなど——を含んでいるかもしれず、どうやって探せばよいのか見当がつかないこともあるだろう。そうした食材は通常、自然食品店で手に入る。地元で手に入らなければ、オンラインで買える。いくつかの原材料、例えばアルミニウムを含まない天然の（アルカリ処理していない）ココア粉などは、今あなたが使っているものとは大きな違いがある。ひとたびそうした食材を使って違いを実感すれば、それを手に入れることの重要性に同意してもらえることと思う。

私の好きな食材についてのメモをいくつか。

アーモンドバター：有機栽培、無糖、生のできれば非GMO（遺伝子組み換えされていない）アーモンドを原料とするものを探そう。水素添加された油（飽和脂肪酸）を含む製品はすべて避ける。

アーモンド粉：アーモンドを細かく砕いた製品を選ぶ。自然食品店やオンラインで手に入る。アーモンドミールでは挽き方が粗い。理想的には非GMOアーモンドを原料にするものが良い。

アーモンドミルク：有機栽培で、無糖のものに限る。「ライト」、「低脂肪」などという文句に騙されないように。やはり非GMOアーモンドを原料にするものが良い。

葛ウコン粉：アロールート・スターチとも呼ばれるこの粉はグルテンなどのレクチンを含まず、ワッフル、パンケーキなどのベイク製品の原料として他の粉と混ぜ合わせられるうえ、コーンスターチの代わりにソースのとろみ付けにもなる。

アボカド油：一価不飽和脂肪酸に富み、味がなく、発煙点〔油を劣化させていく温度〕が高いアボカド油は、さまざまな用途に使用でき理想の油である。ハス種を原料とするものを探すこと。

アボカドマヨネーズ：通常のオリーブ油（あるいは出来合いのマヨネーズに含まれる容認できないさまざまな油）の代わりにアボカド油を使ったもの。

アルミを含まないベーキングパウダー：通常のベーキングパウダーはたいていリン酸ナトリウムアルミニウムか硫酸アルミニウムナトリウムをベーキングソーダと混ぜたもの。酸とソーダを混ぜると二酸化炭素が発生し、したがって膨張剤になる。だがアルミニウムなど摂取すべきではない。アルミを含まないブランドを探すこと。

バスマティ米：フェーズ3で少量認められる。これは米の中でも最もレクチンの含有量が少なく、レジスタントスターチ（難消化性でんぷん）が多い。

ブラックペッパー：細かく挽いたものより粗挽きの方が香り高い。挽いたものを買うこともできるし、粒を包丁の刃を横にして押しつぶすこともできる。

キャッサバ粉：同じ植物の根を原料としながら、キャッサバ粉とタピオカ粉は違うものである。キャッサバ粉はグルテンフリーでもふっくら仕上げるためにカギとなる原料。

カイエンペッパー：唐辛子類の例に漏れず、カイエンペッパーも種と皮にレクチンを含む。だがスパイスはそれらを取り除いて挽くので、レクチン含有量は限定的だ。同じことは香辛料のパプリカの原料にも言える。

チョコレート：時折のデザートの原料として、少なくとも72％のカカオを含む無糖のチョコレートを使うのが良い。さまざまなブランドが出回っているのでカカオ含有量の多いものと無糖に気をつけて選ぶこと。

ココアパウダー：これと加糖したココアパウダー・ミックスを混同しないこと。天然製品（つまりアルカリ化していないもの）を選ぶこと。それならカカオ豆の苦みの原因ポリフェノールを中和するために臭素酸カリウムや炭酸カリウムを使用していない。ダッチ・プロセスした（アルカリ化した）ココアパウダーは使わないこと。ポリフェノールを含んでいないココアには、健康効果がほとんどない。

ココナッツクリーム：これもボール紙パッケージの飲料と混同しないこと。ココナッツクリームはココナッツミルクとも呼ばれることがあるが、同名の飲料よりも濃く、缶入りで売られている。無糖のものを選び、低脂肪のものや缶にBPAで内張りがしてあるものは避ける。

ココナッツ粉：品ぞろえの良いスーパーの大半や自然食品店、オンラインで買えるベイク材料。穀物粉よりもずっと濃く、ひいてはより多くの水分を吸収できる。したがって、この食材の特性に慣れるまでは、レシピに忠実に料理するのが一番。有機栽培ものも出回っている。

ココナッツミルク：非乳製品飲料として、スーパーマーケットの冷蔵品売り場でも、開封するまで常温保存できる紙パックでも、ますます入手しやすくなっている。アーモンドミルクやヘンプミルクよりも全乳に近い口当たり。糖や香料を加えてあるものは避ける。

ココナッツ油：ソテー用に好適なココナッツ油は摂氏21度以下では固化する。固まったら数分ほど湯煎するか、数秒ほど電子レンジにかければ良い。エキストラバージンの有機栽培製品を探そう。

フラックスシード（亜麻仁）ミール：亜麻仁油と同様、これもオメガ3脂肪酸の良い供給源である。だが挽いた製品を探す際は、低温挽き製品を選ぶこと（加熱すると脂分が劣化するため）。コーヒーミルやスパイスミルで挽くこともできる。いずれの場合でも、一度挽いたものは劣化を防ぐために冷凍庫や冷蔵庫で保存すること。

ギー：透明バターことギーは、何世紀にもわたってインド料理には欠かせない原料だった。冷蔵庫が普及するまで、乳固形分（タンパク質）を取り除いた透明バターは乳製品を保存するために必須だった。さらにこれは、タンパク質分を含まない100％脂肪なのでカゼインA1も含まない。とはいえ牧草育ちの牛から作ったギーを選ぼう。

山羊乳製品：山羊乳製品はスーパーで液状でも粉状でも手に入る。これは山羊ソフトチーズ（シェーブル）も同じ。自然食品に強い店なら山羊ヨーグルトや山羊バターも売っている。

ヘンプ（麻）ミルク：ココナッツミルク同様、牛乳の代わりにスムージーなどに使える。麻はマリファナの近種だが、ヘンプミルクを飲んでもハイにはならない。糖・香料無添加のものを選ぶこと。

ヘンププロテインパウダー：スムージー作りにもってこいのこの粉は、必須アミノ酸や心臓に良いオメガ3脂肪酸をすべて含み、ホエイ（乳清）プロテインの長所をすべて持ち合わせるがその欠点は受け継いでいない。ホエイ製品を使えないヴィーガンにも好適。

ヘンプ（麻の実）豆腐：「ヘーフ」とも呼ばれるこの発酵食品は豆腐と同じ過程で作られるが大豆の代わりにヘンプシードを使う〔通常の豆腐は発酵食品ではない〕。そのため豆腐よりもねっとりしたコクのある口当たり。非GMO製品も売っている。

ハチミツ：1日にティースプーン1杯までのハチミツを、フェーズ3限定で取っても良い。ただし地元産のハチミツか、マヌカハニーにすること。だがハチミツは「天然の糖」ではなく、ただの「糖」だ。だからデザートに半カップものハチミツやメイプルシロップを使ったら、体内が糖でいっぱいになるだけで、パレオ食にはならない。

イヌリン甘味料：人工甘味料の中には多糖類のイヌリンだけでできているものがあり、これはチコリの根かアガベ（リュウゼツラン）を原料とするもの。人はイヌリンを代謝できないが、腸内細菌はこれが大好きだ。

海洋性コラーゲン：魚を原料とするが生臭い味はせず、実際、何の味もしない。

アワ／キビ：これには外皮がなく、したがってレクチンを含まない。

ミラクルライス：こんにゃく芋（主成分はグルコマンナン）から作るミラクルライス（日本のこんにゃくご飯に近い）は米の良い代用品である（姉妹品としてこんにゃく麺もある）。

モッツァレラチーズ：山羊か水牛の乳から作った製品のみ食べて良い。野球のボール大の大きさで水の詰まった包装に浮いて売られている。水牛乳のモッツァレラはイタリア食材店で容易に手に入る。山羊版はオンラインで注文する必要があるかもしれない。

海苔：海苔は和食の必需品だが、さまざまな食材を包むのにも適しており、スクランブルエッグやツナなどのサンドイッチの具を巻いても良い。有機製品を探すには専門店かオンラインにて。

ニュートリショナルイースト（乾燥酵母）：パン種に使われるイーストと混同しないように。ニュートリショナルイーストはビタミンB群に富み、ヴィーガンが肉、卵、チーズの風味を得る代用品。自然食品店やオンラインでフレーク状や粉状のものが手に入る。

オリーブ油：エキストラバージンオリーブ油（EVOO）を使うこと。それもできればコールドプレスのものを。

パルミジャーノ・レッジャーノ：この固い熟成チーズは、春と秋の牧草が茂るシーズンに搾乳された乳からだけ作られる。カゼインA1変異していない牛のいるイタリアからの輸入品のみを使うこと。「チーズの王様」とも呼ばれる。一般的なパルメザンチーズと混同しないこと。

ペコリーノ・ロマーノ：トスカーナ地方産のこの固いチーズは、羊乳からのみ作られるためプラントパラドックスプログラムに適用でき、入手が容易。

エゴマ油：エゴマから採油され、アジアではごく一般的な油。α-リノレン酸が油の中で最も多く、これは心臓を守ってくれるオメガ3脂肪酸の一種。

クォーン（植物性代用肉）製品：キノコの「根」部分――クォーンでは「マイコプロテイン」と呼ぶ――を原料とし、鶏肉や七面鳥肉に似た食感を持つ。「イエス・プリーズ」食品リストで認められた原料のものだけを使うこと。パテ、スライス肉、挽き肉形態などが売られている。一部製品は少量の卵白を含むため、ヴィーガンには向かない。ヴィーガン向け製品ラインにはわずかにジャガイモやレクチンが含まれるため、プラントパラドックスプログラムでは容認されない。パン製品もダメ。

海塩：岩塩を精製した一般的な食卓塩と違い、海水を煮詰めて作ったもの。だが大半の食卓塩は、正常な甲状腺の働きに欠かせないヨウ素を添加してある。ヨウ素添加の海塩を選んでいいとこ取りを。

ソルガム：外皮のない穀物2種類のうち1つであるソルガムは、レクチンを含まない。インドでは米に代わるまでこれが主食だった。朝食シリアル、付け合わせ、サラダに使える他、ポップコーンさながらにはぜさせることもできる。はぜたものはオンラインで「ミニ・ポップ」という商標で売られている。

ステビア：ノーカロリーの人工甘味料と違い、ステビアは天然原料である。砂糖よりも300倍も甘いこの植物は、粉状やドロップ状で売られている。一部製品はマルトデキストリンなどの添加剤を含まず、粉状の製品は腸内善玉菌の好むイヌリンを第一原料としている。

テンペ：発酵させた大豆をブロック状に固めた高タンパク食品。冷蔵や冷凍食品として自然食品店やスーパーで売られているが、穀物を含まない製品のみを買うこと。

バニラエッセンス：バニラビーンズから作ったものではなく、化学合成したまがい物に騙されないように。「純正」の表示に注目。ブランドによっては、まがい物と純正品のどちらも売っていることがある。できれば有機栽培物を選びたい。

ヴィーガンエッグ：卵の代用品として食感と調理のつなぎ効果を生かすためのもので、藻類の粉やプロテイン、ニュートリショナルイーストなどの植物性材料からできている。レクチン、乳製品を含まず、GMOフリーでヴィーガン向き。まだあまり普及していないがインターネットなどで情報を探してほしい。

ホエイプロテイン製品：チーズ作りの副産物で、プレーンもフレーバーを付けたものも売られている。多くの製品は加糖されていたり人工甘味料を含むので、ラベル表示をよく読むこと。ホエイプロテインはさらにインスリン様成長因子（IGF）レベルを上げるので、ボディビルダーが愛用する。しかしIGFはがんと老化を促すので、使用には注意が必要。

ヨーグルト：無糖、無香料の有機乳を使った山羊か羊の乳を原料とするもののみを使うこと。だが私はココナッツミルクかヘンプミルクを発酵させた「ヨーグルト」を好む。

謝辞

Acknowledgments

私を前著からあなたが手にしている本書へと旅立たせたのは、疑いなく患者の「ビッグ・エド」だった。エド、改めてありがとう。前著を上梓して以来、膨大な数の患者たちがパームスプリングスやサンタバーバラの私の診療所や研究施設に訪ねてきた。さらに多くの人が、前著で紹介した食事法やそのプログラムに従った効果について称賛の手紙を送ってくれた。こうした患者たちのあくなき健康への希求と、3カ月ごとの血液検査への理解なくして、プラントパラドックスプログラムはならなかっただろう。

序章でも述べたように、私が学んだことのすべてはあなた方患者のおかげだ。

そして妻であり心の友ペニーはまたもや、私が研究と執筆で上の空になっている多くの日夜のみならず、その成果を世界中の聴衆に届けるために不在だった日々にも耐えてくれた。この原稿の初期の草稿に対する最高の批評家でもある上、サプリメント類の「クレージー」なアイデアについても良い批評を与えてくれた。彼女の忍耐と愛に感謝したい。この借りは、きっと熨斗を付けて返すよ！

前著同様、本書も執筆協力のオリビア・ベル・ボールによるたゆまぬ努力がなければ完成しなかった。彼女は私のくだくだしい原稿に魔法をかけて読みやすく使いやすい本に仕上げてくれた。本書は多くの点で前著よりも難しい仕事だったが、私たちのコンビがそれを乗り越えて読者諸賢の一読に供し、健康へのガイドになれたことがうれしい。私のオフィスを差配しているのはスーザン・ロッケンである。私の右腕、別名アドミニストレイティブ・アシスタント兼オフィスマネジャーとして、私をなんとかいるべきところにいさせ、世界中から緊急診察の要請を受けて、命に関わる場合にはなんとか7カ月待ちのリストを飛び越して「明日の」診察を実現している。スーザンなくせば本書は影も形もなかっただろう。

アッダ・ハリスにも心から礼を言いたい。自らの健康問題をプラントパラドックスプログラムで好転させた彼女は、患者のケアとリハビリに励みながら、彼らが抱える不安を明るく受け止めている。行け行け、アッダ！

前看護主任ジーン・エプスティンにも感謝は尽きない。彼女は私の論文のいくつかに協力してくれ、患者に喜びと安らぎをもたらしていた。君を惜しまない日はない。

下の娘メリッサ・パーコにも言及せずにはいられない。パームデザートのエルパソ・ドライブ沿いで妻がやっている店ゼンスを取り仕切っているばかりか、夏の4カ月間は私のオフィスに駆けつけて混沌を整理してくれる。父を上司に持つ気持ちはわかるよ。そして君がそばにいてくれることのありがたみが身に沁みている。

プラントパラドックスプログラムの端緒になるフェーズ1は、友人であり支持者でもあるシェフのアイリアーナ・スコエリーズなくして存在しない。健康をすべての人のものにするための彼女の熱意とたゆまぬ努力には頭が下がる。最も難しい症状の患者たちを滋養に富みおいしい料理で癒やす技術を見て、彼女こそフェーズ1の3日間クレンズを開発するのにうってつけだと思った。ありがとう、アイリアーナ！

パームスプリングスのセリア・ハミルトンにも感謝したい。愛情のこもった看護で私の教えを現場に生かし、多くの患者を絶望の淵から健康への道へと引き戻している。

そして私のオフィスを訪れた人なら素晴らしき「吸血人」チームを知っているだろう。あなたを巧みに説得し、1ダースものアンプルの血を無痛で採血する人々だ。ローリー・アキュナと彼女の部下たちがいなければ、私が学び、本書で紹介したことのいずれも実現しなかった。ありがとう、みんな！

私のエージェントでありデュプリー・ミラーの社長シャノン・マーヴェンと彼女の有能な部下デブニー・ライスにも恩がある。彼らはハーパー・ウェイブ（原著出版社）との縁を結んでくれ、私の全方向的なアイデアを優しく、だが力強く、この健康へのガイドへと導いてくれた。ハーパー・ウェイブのスタッフにも温かいご支援に礼を言いたい。ハンナ・ロビンソンにエリザベス・プレスク、コピー・エディターのトレント・ダフィ、制作編集者ニッキ・バールドフ、マーケティング担当ブライアン・ペリン、出版人のヴィクトリア・コメラとニッキ・デイビスに。

ゴールデンヒッポメディアの驚異のチームがいなければ、あなたは私の名前も仕事も知ることはなかったかもしれない。この会社は第一級の健康情報ポータルwww.GundryMD.comを実現してくれた。さらにガンドリー医学博士ブランドのサプリメントとスキンケア製品の開発と販売も担ってくれている。総勢450人の社員の一人一人に礼を言いたい。全員の名を記して謝意を捧げたいところだが、そのためには本が丸々一冊必要になってしまうだろう！

訳者あとがき

米国で話題のスティーブン・R・ガンドリー博士のヒット作が日本に紹介される運びとなった。ガンドリー博士は元々心臓外科医だが、多くの患者がヘルシーフードを食べ続けたにもかかわらず、心臓の冠状動脈に動脈硬化病変を作ったことに基本的な疑問を持ったのが本書を執筆するきっかけになった。米国でのヘルシーフードの代表は全粒粉、オーガニック野菜、未精製穀物だが、これらの健康的な食生活を送っている菜食主義者がまさしく博士の外来にやってきたのだ。彼らは全粒小麦のベーグル、無脂肪のクリームチーズ、白身のオムレツなどを好み、脂肪を毛嫌いしている人たちだが、健康的な食生活を送っているにもかかわらず、関節炎、胃酸過多、骨粗しょう症、うつ病、甲状腺機能低下症などの病気を併発し、コレステロールを下げるスタチンを服用しているという共通点を見出した。全粒小麦はグルテンのみならずＷＧＡというレクチンを含有していることから、ガンドリー博士は植物に含まれているレクチンという成分に注目した。植物性レクチンは糖鎖に結合するタンパク質で全粒穀物、豆類、ナス、トマト、ピーマン、ジャガイモ、カボチャ、種子類に含まれている。植物性レクチンは動物が摂取すると身体の中で炎症作用を引き起こすことが知られているが、これらの慢性炎症は体重増加や身体への好ましくない影響を及ぼすことにより捕食者から身を守るために元々、植物が持っている戦略の1つと考えられる。植物性レクチンの恒常的摂取が、慢性関節リウマチ、全身性エリテマトーデス、多発性硬化症、クローン病、潰瘍性大腸炎などの自己免疫疾患、リンパ腫や多発性骨髄腫などの腫瘍の発症基盤になると博士は主張する。実際にこれらのレクチンが含まれている食材を除いたプラントパラドックスプログラム（レクチンフリーダイエット法）を自己免疫疾患の患者に実践させたところ、病気の症状が改善し、体型もスリムになって患者は健康を取り戻した。レクチンの問題は植物性の食材にとどまらない。実際、動物性食品にもレクチンが含まれている。牛がレクチンたっぷりの豆やトウモロコシを食べさせられるとレクチンは肉や牛乳に移行するのだ。牛以外にも、レクチンたっぷりの豆やトウモロコシを食べさせられた鶏やその卵、養殖魚にもレクチンは含まれているので、レクチンフリーダイエットでは、肉や魚も産地や飼育条件に気を配る必要がある。米国ではレクチンの一種であるグルテンが問題視されグルテンフリーダイエットが普及しているが、全粒粉にはWGAというレクチンが含まれていて、異常な免疫反応を惹起《じゃっき》して脳血流関門を通過して脳を攻撃している本態は、WGAレクチンであるとガンドリー博士は提唱する。

植物性レクチンが動物の免疫系を異常に活性化するメカニズムに関して、心臓移植の先端分野だった異種移植をめぐる博士の過去の研究から次のように考察する。つまり、植物は長い進化を経て、捕食者の身体の重要な構造によく似たタンパク質であるレクチンを作り出す戦略を獲得したという仮説だ。レクチンは捕食者の腸管粘膜を突破すると、免疫機構を活性化し、活性化された免疫細胞はレクチンのみならず身体の似た構造物を相手かまわず攻撃するようになる。活性化されたリンパ球は容赦なく各臓器に浸潤して、腸管、甲状腺、脳、関節、唾液腺、皮膚、血管などの臓器が一斉に炎症を起こす。これが自己免疫疾患の本質であるとガンドリー博士は主張。レクチンフリーダイエットで白斑《はくはん》が劇的に改善したトニーのケース（75ページ参照）でこの仮説が証明された。神経細胞に由来するメラノサイトは、レクチンにより抗原と誤認され、トニーのメラノサイトが免疫細胞に攻撃を受けた結果として、白斑を形成したのだ。しかし、レクチンを食事から除くとトニーの白斑は消失した。

それでは、なぜ、自己免疫疾患のような不都合が起きるようになったのだろうか。この点に関して博士は植物とそれを食べる動物との戦いの歴史の中で4つの大きな地殻変動が起きたと解説する。最初の地殻変動は1万年前に起きた農業革命。この農業革命で人間の食生活は、それまで主食として食べていた葉、塊根《かいこん》や動物性脂肪から、穀物や豆類に大きくシフトした。我々の腸管はまだ免疫学的寛容を獲得していない大量の穀物と豆類に含まれるレクチンに、毎日さらされることになった。我々の腸内細菌もまだレクチンを分解できるようには進化していない。２番目の地殻変動は牛のゲノムの突然変異。牛乳のカゼインはゲノムの突然変異によりＡ２タイプからＡ１タイプに変化した。これまで抗原性がなかったＡ２タイプのカゼインは、レクチンのような作用を有するβカソモルフィンを産生するＡ１タイプに変化した。その結果、世界で広く乳牛として飼育されているホルスタイン種由来の牛乳はＡ１タイプのカゼインを含有し牛乳アレルギーを起こすようになった。博士はＡ２タイプのカゼインを産生するヨーロッパ種の乳牛であるブラウンスイスやベルギーブルー由来の牛乳を推奨する。第３の地殻変動は新世界のレクチンの出現。コロンブスがアメリカ大陸を発見したことにより、これまでアジア人、ヨーロッパ人やアフリカ人が遭遇してこなかった新大陸のレクチン、つまりナス科、マメ科、ウリ科の植物の大半、現在世界で広く食べられるようになった多くの穀物、アマランサス、キヌアのレクチンが我々の食生活の中に入ってきた。我々のほとんどはアフリカを起源とし、進化の過程でこれらの新大陸のレクチンにはさらされてこなかったので、免疫寛容に至っていない。腸内細菌も新大陸のレクチンを分解できるようには進化していない。第４の地殻変動は20世紀後半に起きた食品革命、つまり加工食品の出現と遺伝子組み換え（ＧＭＯ）作物の出現。加工食品とＧＭＯ作物により新たなレクチンが創造され、加えて抗生物質と薬品により我々の腸内細菌叢は決定的なダメージを受けている。地殻変動はさらに今日も進行中である。

最近の現代人の生活には、さらに７つの致死的な腸内細菌のかく乱要因が潜んでいると博士は警鐘を鳴らす。①抗菌スペクトル抗生物質、②非ステロイド系鎮痛剤（ＮＳＡＩＤｓ）、③制酸剤およびプロトンポンプ阻害剤、④スクラロース、サッカリン、アスパルテームなどの人工甘味料、⑤プラスチック類、ビニール袋、香料、保存料、日焼け止め、レジのレシートに含まれるＤＤＥ、ＤＤＴ、ＰＣＢ、加工食品に含まれるＢＨＴ、ペットボトルや缶詰に含まれるＢＰＡ、化粧品に含まれるパラベンなどの内分泌かく乱物質、⑥遺伝子組み換え食品、⑦携帯端末やパソコンのブルーライトである。我々の腸内細菌はこれらのかく乱要因に日々翻弄されている。その結果、レクチンを分解できない腸内環境に陥り、腸管バリアーを超えたレクチンが全身に炎症を引き起こしている。

腸で起きた炎症は、免疫系を介して全身に広がって行く。炎症の実行部隊である白血球と免疫機構に膨大なカロリー配分を確保するために、筋肉と脳に配分されるカロリーを絞り込まなければならない。このエネルギー再配分の役割を演じているのが、インスリンとレプチンだ。体に炎症が起きると脳と筋肉にインスリン抵抗性とレプチン抵抗性が惹起され、筋肉と脳のエネルギー代謝が抑制されるのはそれが原因だ。結果的に筋肉と脳はエネルギーが枯渇するので、新たなカロリーを獲得するように脳から食料摂取という指令が下りさらに食欲は増進する。

最後に博士はピザとフライドチキンをレクチン爆弾と警告する。ピザには小麦、カゼインＡ１チーズ、トマトソースが含まれていてレクチンの塊のような食品。フライドチキンは鶏肉に小麦粉とパン粉をまぶし、ピーナッツ油や大豆油で揚げている。その鶏はヒ素やフタル酸を混ぜた大豆とトウモロコシを飼料として育てられている。つまりピザとフライドチキンはレクチンの爆弾のような代表的な食品なのだ。

本の最終章には、具体的なレクチンフリーダイエットの実践編が紹介されている。自己免疫疾患やアレルギーの症状がある人にはこのダイエットを指導したい。レクチンの解毒から始まり、レクチンフリーダイエットの導入と維持ダイエット法が詳細に記載されている。自分ではアレルギーの症状がないという人にもフードアレルギーの検査を勧めている。検査で思わぬアレルギーを検出することもある。どうしても体重が減らないで悩んでいる人は、もしかしたらレクチンに対するアレルギーが潜んでいるかも知れない。慢性の炎症やインスリン抵抗性があり、十分な運動をしているのに問題が解決できない場合も食事に含まれるレクチンが悪さをしている可能性があるので、フードアレルギー検査と腸内細菌叢の検査が必要だろう。

２０１８年5月

白澤卓二

本書内容に関するお問い合わせについて

このたびは翔泳社の書籍をお買い上げいただき、誠にありがとうございます。弊社では、読者の皆様からのお問い合わせに適切に対応させていただくため、以下のガイドラインへのご協力をお願い致しております。下記項目をお読みいただき、手順に従ってお問い合わせください。

●ご質問される前に

弊社Webサイトの「正誤表」をご参照ください。これまでに判明した正誤や追加情報を掲載しています。

正誤表　https://www.shoeisha.co.jp/book/errata/

●ご質問方法

弊社Webサイトの「刊行物Q&A」をご利用ください。

刊行物Q&A　https://www.shoeisha.co.jp/book/qa/

インターネットをご利用でない場合は、FAXまたは郵便にて、下記“翔泳社 愛読者サービスセンター”までお問い合わせください。
電話でのご質問は、お受けしておりません。

●回答について

回答は、ご質問いただいた手段によってご返事申し上げます。ご質問の内容によっては、回答に数日ないしはそれ以上の期間を要する場合があります。

●ご質問に際してのご注意

本書の対象を越えるもの、記述個所を特定されないもの、また読者固有の環境に起因するご質問等にはお答えできませんので、予めご了承ください。

●郵便物送付先およびFAX番号

送付先住所　〒160-0006　東京都新宿区舟町5
FAX番号　03-5362-3818
宛先　（株）翔泳社 愛読者サービスセンター

※本書に記載されたURL等は予告なく変更される場合があります。
※本書の出版にあたっては正確な記述につとめましたが、著者や訳者、出版社などのいずれも、本書の内容に対してなんらかの保証をするものではなく、内容やサンプルに基づくいかなる運用結果に関してもいっさいの責任を負いません。
※本書に記載されている会社名、製品名はそれぞれ各社の商標および登録商標です。
※本書の内容は、2018年5月現在のものです。

THE PLANT PARADOX
by Steven R. Gundry, MD

■著者紹介

スティーブン・R・ガンドリー（Steven R. Gundry, M.D.）

医学博士。ヒト微生物叢と腸との関わりの世界的権威。2000年、手術不能な冠動脈疾患患者が食事法の変更とニュートリシューティカル（アミノ酸）サプリメントの組み合わせによって劇的に回復したことに感銘を受け、それまでのトップ心臓外科医としてのキャリアの方向性を大きく変えて、カリフォルニア州パームスプリングスとサンタバーバラに国際心肺研究所と、その下部機関として回復医療センターを設立。そこで大半の疾病を食事法と栄養摂取を変えることで治療する研究と臨床を行っている。対象には心臓病、糖尿病、自己免疫疾患、がん、関節炎、腎臓疾患、アルツハイマー病などの神経疾患が含まれ、先進的な血液検査と血流検査によって患者の健康寿命を最長化している。この研究が2008年刊行の前著『*Dr.Gundry's Diet Evolution: Turn Off the Genes That Are Killing You and Your Waistline*（ガンドリー博士の食事革命：あなたとあなたのウエストを殺そうとしている遺伝子をオフにする）』（邦訳未刊）に結実。近年では、臨床活動の半分以上は、世界中の医療機関から紹介されてきた自己免疫疾患患者の状態改善に割かれている。独立医師格付け機関キャッスル・コノリーによる米国のトップドクターに21年連続で、また『パームスプリングス・ライフ』誌のトップドクターに15年連続で、『ロサンゼルス・マガジン』のトップドクターに過去6年連続で選出。イェール大学、ジョージア医科大学卒業。

■訳者紹介

白澤 卓二（しらさわ たくじ）

医学博士。白澤抗加齢医学研究所所長。お茶の水健康長寿クリニック院長。米国ミシガン大学医学部神経学客員教授。1982年千葉大学医学部卒業。1990年同大学院医学研究科博士課程修了。東京都老人総合研究所病理部門研究員、老化ゲノムバイオマーカー研究チームリーダーなどを経て、2007年から2015年まで順天堂大学大学院医学研究科・加齢制御医学講座教授。専門は寿命制御遺伝子の分子遺伝学、アルツハイマー病の分子生物学、アスリートの遺伝子研究。日本ファンクショナルダイエット協会理事長、日本アンチエイジングフード協会理事長など。著書に『間違いだらけの危ない「生活習慣」老化ストップ！まだ間に合う！医療最前線』（講談社）、訳書に『「腸の力」であなたは変わる 一生病気にならない、脳と体が強くなる食事法』（三笠書房）など。

■翻訳協力

酒井 泰介（さかい たいすけ）

翻訳者。ミズーリ大学コロンビア校ジャーナリズム修士。近訳に『誰もが嘘をついている ビッグデータ分析が暴く人間のヤバい本性』（光文社）など。

※いずれも本書発行日現在の内容です。

装丁＆本文デザイン	竹内雄二
DTP	川月現大（風工舎）

編集　倉橋京子

購入特典

以下のサイトより、パートⅢで紹介した主要な料理レシピやお勧め調理器具、本文中の脚注などがダウンロードできます。

https://www.shoeisha.co.jp/book/present/9784798154572

※SHOEISHA iD（翔泳社が運営する無料の会員制度）のメンバーでない方は、ダウンロードの際、会員登録が必要です。

食のパラドックス

6週間で体がよみがえる食事法

2018年 6月20日　初版第1刷発行
2022年12月10日　初版第5刷発行

著者　スティーブン・R《アール》・ガンドリー
訳者　白澤《しらさわ》 卓二《たくじ》
発行人　佐々木 幹夫
発行所　株式会社 翔泳社（https://www.shoeisha.co.jp）
印刷・製本　日経印刷 株式会社

※本書へのお問い合わせについては、374ページに記載の内容をお読みください。

※造本には細心の注意を払っておりますが、万一、落丁（ページの抜け）や乱丁（ページの順序違い）がございましたら、お取り替えいたします。03-5362-3705までご連絡ください。

ISBN 978-4-7981-5457-2　　Printed in Japan